善用小偏方 / 小病小痛全跑光

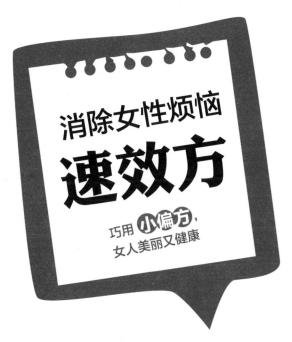

消除女性烦恼
速效方

巧用 小偏方，
女人美丽又健康

主编◎孟宏 王竹风

青岛出版社
QINGDAO PUBLISHING HOUSE

编委会

前言

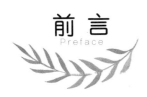

Preface

　　现代女性在工作和生活中有着各种无奈，加之青春的流逝，她们身材开始走形，健康问题迭出。

　　祖国医学博大精深，民间流传着很多验方、偏方，这些方子对于调理女性常见病症有特效。这些偏方看上去也许有些"土"，但是老祖宗的经验告诉我们，这些偏方确实可以治病，而且效果不错。

　　本书搜集整理的偏方都是经过实践验证的，疗效显著，安全可靠。此外，本书还配有相应的病例，读者可以根据自己的实际情况，将病症与书中的例子相比对。书中所列出的偏方其原材料都是生活中较为常见的，很容易购买到；同时，书中所列举的病例都是生活中常见的，很贴近生活。

　　特别提醒女性朋友们：由于个体存在差异，我们在选方治病或调理身体的时候不能生搬硬套。对于一些特殊疾病，当本书介绍的偏方疗效不明显时，一定要去医院诊治，以免贻误病情。

目 录
Contents

第一章　美容美乳小偏方，让女人美丽健康

第二章　妇科小偏方，解决女人的烦恼

第三章　孕期小偏方，健康妈妈的孕育良方

第四章　产后小偏方，产后调理有良方

第五章　小偏方调情志，心情好，容貌会更好

第六章　小病小痛速疗方，生活烦恼一扫光

第一章

美容美乳小偏方，
让女人美丽健康

头皮屑不用愁，山茶油、艾叶、生姜就能除

女孩子是最爱美的，但是头皮屑却常给她们带来困扰。有些女孩子衣着打扮很时尚，却难免缺少一份应有的自信。比如冬天的时候，她们即使穿着白色的羽绒服，肩膀上还是能看到密密麻麻的头屑。头屑多虽不是大毛病，但实在令人烦恼。怎么才能避免这种尴尬呢？

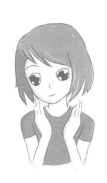

头皮屑从哪来

自然脱屑是头皮正常生理代谢的产物。但是一种叫马拉色菌的真菌能寄住在头皮上刺激头皮，使头皮屑大量地产生。

头皮屑是一种鳞屑，这种鳞屑颗粒较大，附着在头皮表层或头发上，梳头或搔抓时极易脱落。

也许你尝试过很多种强力去屑洗发水，可是头皮屑还是不见好转。

小偏方

山茶油洗发护头皮

洗头时，取山茶油 3~5 滴滴入洗发水中，用其清洗头发；能消炎抑菌，去屑止痒；每周最少洗 1 次，长期坚持效果更佳。

艾叶水洗发

艾叶30~50克，生姜3~5片，水1500毫升；将上述材料煎煮5~10分钟，待水温后滤掉艾叶和姜，用水洗头，每周可洗1~2次。

❀ 偏方其实不神秘

茶油是稀有的木本植物油，它的不饱和脂肪酸含量高达90%左右，不饱和脂肪酸有"美容酸"之称，有乌发作用。

艾叶味辛、苦，性温，具有祛湿止痒、散寒止痛的作用。现代药理研究发现艾叶具有抗细菌、抗皮肤真菌作用。艾叶加姜不仅可以去屑止痒，还可促进头发生长。

❀ 护发小妙招，柔顺您的秀发

睡前巧梳头

每晚临睡前，用梳子轻轻梳理头发，从前额往后梳，一直梳到头皮微微发热为止。此法可以促进头皮的血液循环，同时也可将头皮屑梳掉。

薏米水洗头

薏米水含有多种水溶性维生素，用它来洗头能给头发补充维生素，改善发枯、开叉、掉发等状况。

头皮屑过多还和睡眠不足、过食刺激性食物等因素有关，所以应当注意休息，多吃清淡、易消化的食物。

汗斑不用愁，青蒿菊花解烦忧

　　我有一个女性朋友在一家外贸公司上班。有一次，她和几位同事到海南出差。由于天气闷热，没有及时洗澡，出差回来后，她的脸上、脖子上、胸前和胳膊上长满了细小的斑点。起初她没太在意，后来这些斑点越变越大，摸起来又痛又痒，还非常影响美观。她这才着急了，连忙来医院找我。我一看她的症状，就知道是典型的汗斑，也称花斑癣。

　　我问她怎么不早点来治疗，她说因为一开始不痛不痒，她以为很快就能恢复，所以就没在意。这就是这种皮肤病的可怕之处，一开始不易引起人的注意，等出现症状已经不好意思出来见人了。

　　我曾接诊过一些汗斑患者，在发现病症后自己胡乱抹药，比如祛斑露、祛斑水、癣药水、癣药膏等，这些药水大多含有激素成分，会抑制皮肤的免疫功能，所以会导致真菌繁殖得更厉害。

什么是汗斑

　　之所以叫汗斑，是因为在温暖潮湿的夏季，人体出汗较多，皮肤处于潮湿的状态，容易滋生一种叫糠秕马拉色菌的真菌，从而引发皮肤病变，产生汗斑。这位女性朋友就是因为出差的时候身上汗液太多，没有及时洗澡而发病的。

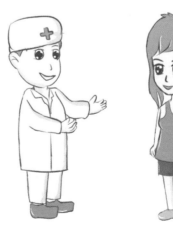
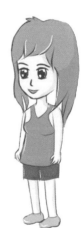

去汗斑小验方

每晚洗澡前，取青蒿和菊花各50克，放入锅里加水煮开；再煮几分钟，然后将青蒿和菊花捞出，用毛巾蘸取汁水，直接擦洗患处；最后再用温水把身体洗净即可。

如果用浴缸洗澡，可以适当地增加青蒿和菊花的量，加水煮开之后，将过滤后的汁液直接倒进浴缸里，然后进行泡浴，也能起到较好的疗效。

偏方其实不神秘

青蒿和菊花这两味药材都有抗菌作用，对金黄色葡萄球菌、大肠杆菌、肺炎双球菌、表皮葡萄球菌、白色念珠菌等均有抑制作用。

青蒿是常用的清热解暑药，本品苦寒清热，辛香透散，可使肌肤热毒外透。

菊花味苦、辛，性微寒，有清热解毒、疏风平肝功效；在治疗湿疹、皮炎、风热感冒等方面颇有疗效，也可治疗热毒引起的汗斑；两药相配一辛一散，可有效祛除淤积在皮下的湿气，从而缓解症状。

汗斑主要在夏季发生，所以在夏季来临之前提前预防，可以收到很好的效果。

中医预防汗斑有很多方法，比如薄荷浴、食醋浴、盐水浴等，均具有消炎解毒的功效，每周泡1次即可。

面部出油多，淘米水就能洗干净

一次我在小区里散步，遇到一位邻居，于是我俩儿便攀谈起来。原来她闺女是油性皮肤，面部出油特别多。这位邻居知道我是学医的，便像遇到救星一样询问我有没有什么好办法。于是我给她介绍了一个简便的方法，让她闺女试试看。

❀ 面部油脂多的原因

油性皮肤主要是由于皮肤油脂分泌旺盛造成的，主要表现就是额头、鼻周、下巴部位容易出油，同时油性皮肤的人毛孔粗大，平时容易长黑头和痘痘。

小偏方

简单实用去油方

用第二遍或第三遍的淘米水每天洗脸1~2次即可。如果不嫌麻烦，还可以将没有用完的淘米水倒入器皿中，放在冰箱里，第二天早上兑入温水洗脸，疗效会更加明显。

燕麦珍珠粉敷脸

把燕麦片搓碎，用牛奶调成泥，加入少量珍珠粉后搅拌，涂在脸上，敷30分钟。此面膜可去油，很适合油性皮肤的人群。每周敷2～3次，两个月后就可见效。

❀ 偏方其实不神秘

淘米水之所以有去油的功效，是因为大米中含有淀粉，其可以转化为一种叫烷基糖苷的物质，这种物质正是洗洁精的有效成分。

燕麦含燕麦多糖及燕麦肽，有美容护肤功效，还能有效收缩毛孔，是面部控油的天然材料。

珍珠粉可去除皮肤色素沉淀，有防晒之功，还能吸附油脂和污垢；所以干性皮肤者宜少用，油性皮肤者可用，以皮肤感觉舒适为宜。

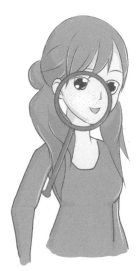

电脑屏幕产生的静电会使灰尘长时间浮于面部，导致毛孔阻塞，皮下组织分泌的油脂会因为排泄不畅，从而使皮肤长痘痘。

脱发莫慌张，小偏方还你浓密秀发

中国古人一向以发为美，关于头发还有一个很有趣的传说。相传汉光武帝刘秀在当皇帝之前，一次逃难来到一个美丽的山村。当时他口渴难耐，正巧见到一位女子提着桶山泉水走来，于是便央求道："大嫂，请施舍我一口水喝吧。"谁知那女子听了他的话十分生气，转身就走了。刘秀只好继续往前走，这时他身后传来一阵脚步声，只见又有一位女子提着桶水走过来。他继续央求道："大姐，给我口水喝吧。"女子听了他的话，捂着嘴笑道："我已经是两个娃娃的母亲了，你喝吧。"刘秀喝完了山泉水，又指着刚才走开的女子道："刚才那位大嫂……"那女子扑哧一笑："人家还是没出嫁的大闺女呢！"刘秀这才知自己闹了笑话。所以刘秀当上皇帝后下了一道圣旨：女子出嫁后梳短发髻，没出嫁的一律扎辫子，违者法办。从此，古代女子就一直遵循这一习惯。

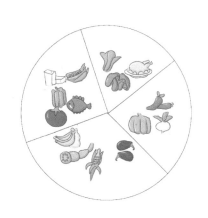

从这个故事可以看出，中国人对头发是很重视的，所以脱发常常会给人们的生活和工作带来麻烦。

脱发原因多

一般人都认为脱发是遗传性的，不容易治愈。其实，脱发还有其他一些原因，比如脂溢性脱发就是由于头皮油脂分泌过度，长时间得不到清除，堵塞毛孔，损坏毛囊而导致的。另外，长时间面对电脑、长时间处于紧张状态、睡眠不足、营养不良、吸烟喝酒等都会导致脱发。

小偏方

侧柏叶泡酒

取鲜侧柏叶 90 克，放入 250 克 60 度以上的白酒中浸泡半个月，用药酒涂抹患处；每日 3 次，一季度为一疗程，一般两个疗程就能改善脱发。如果找不到新鲜侧柏叶，中药店里可买到干品。但干侧柏叶的用量要适当增加，一般以 500 毫升酒浸泡 200 ~ 250 克干侧柏叶为宜。

花椒水治脱发

将 450 克花椒放入 300 克水中，小火煎半个小时，用花椒水洗头，可以放入少许盐；每周洗 1 次，洗完后用清水冲净，连续使用 7 次就会有效果。如效果不好可将盐换成明矾，明矾的用量少于盐即可。

❀ 偏方其实不神秘

　　侧柏叶所含黄酮成分能够激活头皮的毛囊细胞，促进头皮处的血液循环，从而发挥养发、生发作用。此外，侧柏叶还有抗菌消炎之功，对金黄色葡萄球菌、白色葡萄球菌有抑制作用。另外，用酒浸泡侧柏叶可以让侧柏叶更加充分地释放出有效成分。

　　花椒治脱发的原理尚不十分明确，但是老百姓一直将此法沿用了下来，实践证明它是有效的。

海带紫菜汤，巧治乳腺增生

我们小区的邻居宋大姐是个女强人，在小区里开了个小卖部，生意非常好，她也因此每天忙得不可开交。

一天，她悄悄地问我有没有治疗乳腺增生的好办法。她说前几天洗澡时，居然摸到乳房边缘靠近腋窝的地方有两个小小的硬结，摸起来很疼。

❀ 乳腺增生与哪些因素有关

乳腺增生是一种常见的乳房疾病，是女性乳腺上皮和纤维组织增生后产生的良性肿瘤。从中医的角度来说，长期精神紧张，心理压力大，容易使女性肝气不舒，气滞血瘀，产生肿块。古医书《疡医大全》里说："乳癖似乳中结核，其核随喜怒消长。"可见乳腺增生的程度和人的情绪有直接的关联。

所以我想提醒女性朋友们，即使工作再忙，生活压力再大，也要每天腾出时间来休息，按时睡觉，好好吃饭，每天保持心情舒畅，正所谓"日出东海落西山，愁也一天，喜也一天。遇事不钻牛角尖，人也舒坦，心也舒坦"。既然每天发生的都是些鸡毛蒜皮的小事，不妨笑一笑，装装糊涂，让自己过得开心些。疾病不找乐观的人，健康其实掌握在自己的手里，我们要勇于做健康的主人。

小偏方

海带紫菜汤

取新鲜海带、紫菜各适量，加入作料调味，煲汤服用，常食有效。

偏方其实不神秘

海带和紫菜中含有大量的碘，碘有抑制催乳素释放的作用，而临床研究发现，催乳素升高也是引起乳腺增生的一个重要因素。临床上常用碘化钾治疗乳腺增生。

总之，工作是永远忙不完的，家务事也是永远干不完的，人要学会适当地放松，学会善待自己，让生活过得松弛有度。

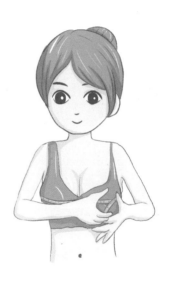

经前乳胀，玫瑰花、青皮来帮忙

生活中，很多女孩子都有过经前乳房胀痛的问题。月经来潮前一周，她们常感乳房发胀，疼痛难忍，有的患者还会出现乳房结块。这种周期性的经前乳房胀痛，医学上称其为经前乳胀。

❀ 什么是经前乳胀

经前乳房胀痛与雌激素偏高，黄体酮不足，雌激素、孕激素比例失衡等因素有关。在激素作用下，乳腺管周围水肿，压迫神经，导致乳房胀痛。

小偏方

疏肝理气小茶方

取青皮、玫瑰花各6克，先从玫瑰花的花蒂处取下部分散瓣，洗净晾干，然后捏碎青皮，与玫瑰花一同放入有盖的杯子中；冲泡时最好用开水，盖上杯盖，闷15分钟，开盖后即可饮用。上述材料一般可冲泡3～5次，当天饮完，玫瑰花瓣可以食用，经前连服7天。

热敷法

当你感觉到乳房胀痛时，可以用毛巾包上热水袋，敷在胸部。这是一种直接而有效的缓解乳房胀痛的方法。

❀ 偏方其实不神秘

对乳房进行热敷能够加速乳房部位的血液循环，疏通经络，从而缓解疼痛。

青皮具有疏肝破气、消积化滞的功效，主治肝郁气滞之胁肋胀痛、乳房胀痛、乳核等。此外，患者还应注意排除一些会使病情加重的不良习惯。

首先，在月经来潮前7～10天应该避免进食高盐食物，因为此类食物会使乳房膨胀。饭馆里炒菜用盐偏多，所以这个时候应该尽量避免在外面用餐。此外应注意，如果吃了很咸的饭菜或零食，不要立即喝大量的水，因为这样不仅不能中和盐分，还会使盐分渗透进血液，压迫血管。

其次，从中医角度来说，乳房的健康状况与人的精神状态和情绪有极大关系。乳头属肝，乳房属胃，肝气郁结，横逆犯胃，肝郁胃阻，可导致乳房胀痛。

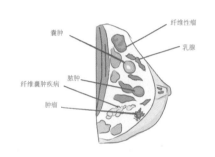

女性朋友们如果能很好地调节情绪，保持乐观、积极的心态，保持良好的生活习惯，劳逸结合，自然可以无病一身轻。

急性乳腺炎，内服外敷有奇效

朋友的女儿小敏最近刚生完孩子。可是没想到坐月子还不到 10 天，小敏就患上了急性乳腺炎。这是怎么回事呢？原来，坐月子的时候，朋友每天都给女儿炖各种汤喝，结果使小敏奶水涨得厉害，孩子太小，喝不了那么多奶，所以导致小敏乳房肿胀发炎。

❀ 什么是乳腺炎

乳腺炎是指乳腺的急性化脓性感染，是产褥期的常见病，也是引起产后发热的原因之一；症状较轻者无法给婴儿正常喂奶，重者需要手术治疗。幸好朋友的女儿尚属乳腺炎初期，还是比较容易治疗的。

小偏方

水煎蒲公英

取蒲公英、败酱草、紫花地丁、芒硝各 30 克，水煎取汁；用纱布蘸取药汁，湿敷患处，每日多次。

仙人掌外敷

取仙人掌 1 块去刺、洗净，捣烂成糊敷患处；每天 1 次，3 天为 1 个疗程，适用于乳腺炎初期。

❀ 偏方其实不神秘

蒲公英在郊外很容易摘到，它的药用价值非常高。《本草纲目》记载蒲公英有清热解毒、消肿散结及催乳的作用，治疗乳腺炎有效。

败酱草性微寒，味苦、辛；归胃、大肠、肝经，有清热解毒，祛瘀排脓功效。

芒硝：性寒，味苦、咸；归胃、脾、小肠、三焦、大肠经，有软坚散结、清火消肿的功效。

仙人掌味淡、性寒，能行气活血，清热解毒，消肿止痛。

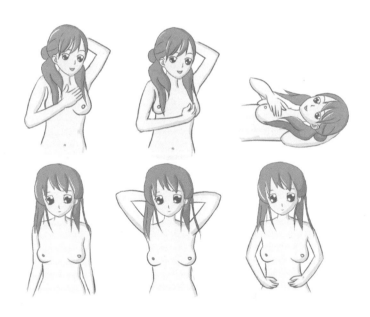

海藻汤预防乳腺癌

有这样一位癌症患者，她 53 岁时患上了乳腺癌，但是乐观坚强的她没有被癌魔吓倒，而是每天仍然以积极的心态面对生活。在医院里，她成了有名的抗癌天使，医生们对她的勇敢和坚强十分赞叹。很多病友受了她的鼓舞，开始像正常人一样生活了。可见，喜乐的心乃是良药，乐观心态对于疾病的康复十分重要。

❀ 乳腺癌的病因

中医古籍《外科正宗》认为情志内伤是乳腺癌发病的重要因素。《医宗金鉴》则明确指出："乳腺癌由肝脾两伤，气郁凝结而成。"《妇人大全良方》亦谓："肝脾郁怒，气血亏损，名曰乳岩。"可见，抑郁、忧虑、劳思、愤怒等不良情绪容易造成肝郁气滞，乳络不通，诱发乳腺癌。

小偏方

海藻防癌汤

取海藻适量煮食，放油、盐调味；长期食用，具有预防乳腺癌的作用。

❀ 偏方其实不神秘

海藻是海带、紫菜、裙带菜、石花菜等海洋藻类的总称。日本研究人员发现海藻含有一种能诱导癌细胞凋亡的物质，所以具有防癌功效。

第二章

妇科小偏方，解决女人的烦恼

黑木耳红糖方，巧治妇女崩漏

记得我上初中的时候有一个好朋友，她身体有个毛病，每次来月经的时候量都特别大，垫上卫生巾，不到一个小时就湿透了。她的被单也经常被渗湿，所以清洗被单就成了她最头疼的事情。

崩漏的原因

中医称妇女月经过多为崩漏，其主要原因有以下几种：一种是血热，即内热迫使经血大量下行，导致崩漏；还有一种是血瘀，比如妇女产后有旧血残留在体内，新血不能正常下行，导致崩漏。

另外，如果长期心情不舒畅，肝气郁结，也容易使血脉瘀阻而导致崩漏。再有，脾虚不能统血，血失去固摄，也可导致崩漏。

小偏方

红糖黑木耳

红糖、黑木耳各适量，煮水服食；常食，对血热型和脾虚型子宫出血有一定疗效。

豆腐醋煎汤

豆腐200克，米醋180克，豆腐切成小块以醋煎煮，文火煨炖，饭前食用；常食，对血热型子宫出血有一定疗效。

❀ 偏方其实不神秘

　　黑木耳味甘、性平，有凉血、止血功效；它含有丰富的铁质，是一种很好的天然补血食品。红糖具有缓急止痛、活血化瘀功效。红糖和黑木耳相配，止血又补血。

　　米醋和豆腐是两味良药。《本草纲目》记载，醋能散瘀血，开胃，养肝。月经不调多由肝经不舒引起，而醋味酸，专入肝经，能疏肝解郁、散瘀止痛，调理月经。相传清代乾隆皇帝每晚临睡前都会饮一杯醋，以其作为御用良方。豆腐具有宽中益气、和脾胃、清胀满、消热散血、下大肠浊气等功效。豆腐和米醋相配能清热散瘀，治妇女崩漏疗效佳。

　　此外，脾虚不能统血、肾虚不能固血者可适当多吃一些健脾益肾的食物，如黄芪大米粥、山药芡实粥等。

　　总之，女性朋友要分清自己是哪种原因引起的月经过多。只有对症下药，才可以收到好的疗效。

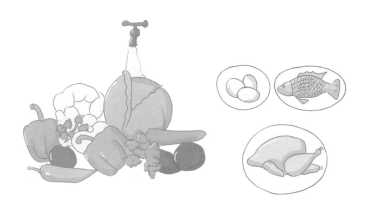

选好食物让你不再痛经

我有一个侄女痛经很严重，经常伴随呕吐、腰痛、腹泻等症状。孩子有些受不了，就通过吃止痛片来镇痛。后来她对止痛药有了依赖性，只要不吃药就熬不过去了。侄女因此找到我，我告诉她几个好用的食疗方，让她经前1周酌情食用。

❀ 食物是治痛经的良方

痛经分原发性痛经和继发性痛经。月经初潮时就痛经，以后每次月经来潮均出现痛经，这就是原发性痛经。继发性痛经则是初潮之后才逐渐出现。长期使用止痛药不仅会使人对药物产生依赖性，而且还会带来很多副作用。科学研究发现，乱用止痛药可能会引起上消化道出血及穿孔。

小偏方

姜枣花椒汤

取生姜、花椒、红枣各适量，生姜洗净后切成片，大枣去核；将上述食材放入锅中，加水煎煮两小时左右，取汁饮用；能温中止痛，缓解痛经。

小偏方

乌豆蛋酒汤

黑豆60克，鸡蛋两枚，当归6克，益母草6克，黄酒、米酒适量；将黑豆与纱布包好的当归、益母草一起放入锅中，加适量黄酒和米酒，大火煮开后换小火慢慢熬煮1小时；捞出纱布包，将鸡蛋打入汤中，快速搅成蛋花。这款汤能调中下气，止痛化瘀，善治气血虚弱之痛经。

山楂桂枝红糖汤

桂枝12克，山楂6枚，红糖适量；将山楂洗净去核，连同桂枝一起置入砂锅中，加入两碗清水煎煮；当砂锅中的水熬得只剩下一碗时加入适量红糖，再煮几分钟即可。此汤能化瘀止痛，温经通脉，是痛经患者的良药。

❀ 偏方其实不神秘

黑豆善治肾病，利水下气，活血；鸡蛋滋阴补肾，益气养血；辅以当归、益母草、黄酒、米酒以暖宫温经，化瘀通脉。全方共奏养血活血、温经通脉之功。

桂枝味辛甘、性温，能和营，通阳，下气，行瘀。山楂味酸甘、性微温，擅长消食健胃，行气散瘀；主治瘀血经闭、产后瘀阻、心腹刺痛等。红糖甘甜而温润，有和中健脾、补血破瘀之功。三味合用，能化瘀止痛，温经通脉。

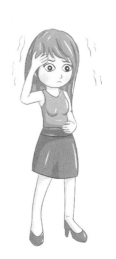

宫寒是病，不调"要命"

提起宫寒，我就想到姑姑的女儿，她去年到我这里看病，说自己经常痛经，白带量多，月经也不正常，量少色暗，脸上满是恼人的黄褐斑。

她脉象沉紧，舌苔薄而多津。综合各方面的因素，我确定表妹属于宫寒。除了服用中药方剂，我还给她推荐了几个常规小偏方。

❋ 治疗宫寒偏方多

从行医的经验来看，当归水和黄芪大枣茶是滋补气血、祛除寒气的最佳选择。此外也可以试一试红姜茶，取 50 克红糖、4 片生姜，加水煮 5 分钟就可以了，每周喝 1 次。

小偏方

芝麻胡桃膏

黑芝麻 50 克，胡桃仁 100 克，阿胶 150 克，冰糖 200 克。将上述食材洗净后放入锅内煮 20 分钟，放凉后置于干燥容器内密封，每日早晚空腹服 1 汤匙，食用时以温开水冲服。

❋ 偏方其实不神秘

黑芝麻味甘、性平，补肝肾，益精血，润肠燥；胡桃仁补肾气，温肾阳；阿胶滋补阴血。长期服用可以温肾暖宫。

我叮嘱表妹，从中医角度来看，女孩子的体质属于阴，所以寒凉的食物尽量少吃。另外，"动则生阳"，寒气重就应该多运动，通过运动来改善体质；可以在铺有鹅卵石的路上散步，按摩脚底的经穴，对于疏通经络非常有帮助，能促进血液循环，让全身温暖起来。

表妹按照我的方法调理，1个月后，宫寒减轻了很多，她还介绍了几个有宫寒症状的朋友到我这儿来看病。

❀ 不良习惯要避免

针对导致宫寒的几种不良习惯，我给大家提7点建议：

① 炎热的夏季也需要防寒保暖。夏季天气炎热，空调房温度低，女性爱美，喜欢穿裙子一类的短装，这个时候建议搭配长袖开襟衫或披肩，坐着的时候可以将其放在膝盖上保暖。

② 午休的时候最好不要趴在桌子上，因为一旦睡着，后腰自然会暴露在外，寒气容易乘虚而入。中午出门走走，有助于排出身体的寒气。

③ 减肥不要操之过急，不要在极短的时间内将体重快速降下来。有的女性吃减肥药，这样一来，体内的能量大量流失，寒邪乘虚而入，易伤害子宫。所以我建议减肥最好是以多运动、少贪食为主，且1个月内减重不宜超过500克。

④ 冰冷食物会消耗身体内的阳气，对子宫非常不利。刚从冰箱里面拿出来的食物不要马上食用，进餐时应先吃热食再吃冷食，避免寒气直入子宫，从而造成宫寒。

⑤ 职业女性常常加班，易导致生物钟紊乱。身体过度疲劳易损伤阳气，尤其到了夜晚，寒邪极易进入子宫。如果晚上需要加班，应准备几杯热茶来温暖身体。

⑥ 体寒的女性应该多吃温暖的食物，如红枣、花生、核桃等。

⑦ "动则生阳，静则生阴。"女性朋友应该给自己安排更多的运动的时间，我建议大家试试快步走。

尿频尿急也是病，猪腰鲤鱼能搞定

陈芬最近出现了尿频、尿急的症状，有的时候1个小时内要去五六次厕所。她开始认为自己是尿道感染，但吃药之后也没有好转，在朋友的介绍下到我这里就诊。经过诊断，我认为陈芬的症状极有可能是肾虚导致的。

❀ 尿频尿急有原因

其实有很多女性因为身体虚弱，极有可能出现肾虚的问题。陈芬主要是肾气不固引起的尿频、尿急，所以吃消炎药作用不大。

陈芬问我有没有食疗方来调理，我给她推荐了爆炒猪腰和鲤鱼豆腐汤。爆炒猪腰具有滋补肝肾的作用，能让人的身体变得强壮起来。而鲤鱼豆腐汤能够补益中气，调和气血，对脾脏非常有益。另外，还有一款小偏方也可一试：

小偏方

板栗茯苓炖鲤鱼

鲤鱼1条（约500克），板栗200克，茯苓15克，葱、姜、蒜各少许，橄榄油、食盐、料酒、酱油等调味品各适量。板栗切一小口，入沸水中煮透，剥去外壳和种皮，然后用油稍微炸一下；再将鲤鱼清理干净，在鱼身两边各自划开四五刀，放入料酒、酱油、精盐，腌制20分钟；腹内放入茯苓、葱、姜、蒜；锅中放油，待油烧热后，将鲤鱼放入锅内，用小火将其炸至两面金黄；之后在锅中加水、板栗；用大火煮沸，当鲤鱼汤变白后，用小火慢炖；等到汤的味道变浓之后再放入盐，这道汤就能食用了。

陈芬食用上述食疗方有一周的时间了，她感觉自己尿频、尿急的症状有所好转，晚上起夜的次数明显少了。她下决心以后一定要多吃补肾益气的食物。

❀ 偏方其实不神秘

有不少女性因为体虚而患上肾阳虚之症。从中医的角度来看，肾是主水的脏器，肾阳不足的时候，水的蒸腾能力减弱了，这个时候女性就会出现尿频。

很多肾虚问题都是因为长期劳累导致的，不要因为着急而吃过多的补药，或者有病乱投医而盲目使用补肾药物。建议女性多吃一些益肾健脾、补充阳气的食物，用食补方法慢慢调养。

猪腰的功能是益气补肾；鲤鱼能够利湿活血，开胃健脾，补中益气；板栗健脾益胃，茯苓利水渗湿，健脾安神，对于脾肾两虚所致膀胱失固、水道失调有良好的调节作用。

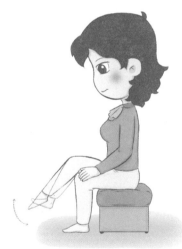

经前紧张不要慌，百合静心有奇效

　　小慧的室友发现了一个怪现象，每到月经要来的那几天，小慧的脾气就变得很差，脸色蜡黄、精神状态不佳，让人感觉她总是心不在焉，精神恍惚。在室友的劝说下，小慧到我这里就诊。

　　我发现小慧脉象很乱，面色萎黄，舌苔淡薄。小慧告诉我她胃口很差，总是感觉自己身上没劲，还常常失眠。综合其症状，我诊断她是心脾虚弱，这是经前紧张综合征的典型证候。

经前紧张有缘由

　　从中医的角度来看，经前紧张与心、脾、肝有密切的关系，其主要类型分为肝郁气滞型、心脾两虚型、阴虚肝旺型等。小慧属于非常典型的心脾两虚型。

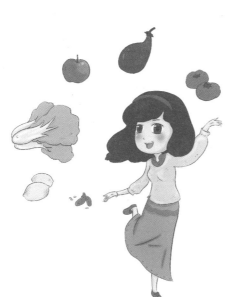

　　我还告诉小慧，除了情绪变得暴躁，有一部分女性经前还会感觉到身体非常不舒服，出现腹痛、头痛、胸部胀痛、身体水肿等。经前紧张综合征与患者体质有着直接关系，所以，采用食疗的方法改善症状远比药物治疗更有效。

小偏方

百合枣仁粥

鲜百合50克，生熟酸枣仁各15克，冰糖适量。酸枣仁用水浸泡半小时后改用水煮，大火滚开后，去渣取汁；再用汁煮百合，大火煮开后，小火煮15分钟；放入冰糖调味。喝汁吃百合。

芹菜炒猪心

猪心250克，芹菜300克，鸡精、蒜、葱、酱油、姜、料酒各适量。先将清洗干净的猪心切成薄片，加入料酒、鸡精等腌制约半小时，将姜、蒜放入锅中爆香；然后将切好的猪心用大火炒，待猪心变色后将水分炒干；接着将洗好切好的芹菜放入锅中翻炒，等芹菜八成熟时加入盐、酱油、葱花翻炒，美味的芹菜炒猪心就完成了。

偏方其实不神秘

百合、酸枣仁、猪心、芹菜等食物都含有安神镇静的成分，能有效缓解经前紧张，对身体还有保养作用。小慧回家让妈妈帮她做了这些食材，吃了两周左右。下一次经前，她感觉自己心中轻松了很多，不仅脾气变好了，皮肤也有光泽了。回到学校，同学都说她像变了一个人。

其实民间俗语"吃啥补啥"是有一定道理的，懂得养生的人经常用猪心来改善心肌功能，提高睡眠质量。现代医学证明猪心含有脂肪、蛋白质、维生素等营养成分，能有效补允心肌营养；片菜能够起到静心的作用。酸枣仁入心经和肝经，具有养心阴、益肝血、安神的作用；百合归心经、胃经，可养阴清心、宁心安神，与酸枣仁同用，可改善经前面色暗黄、疲乏、情绪起伏较大等状况。

子宫肌瘤是小病，二皮乌鸡汤来调理

　　子宫肌瘤是女性较为常见的良性肿瘤。调查显示，25岁以上的妇科病患者，每5个人当中就有一个患有子宫肌瘤，患病率高达20%。近年来，由于饮食变化、环境污染，子宫肌瘤的发病率也变得越来越高，而且还有明显的年轻化倾向，20多岁的女性也有很多患上此病。

🌸 子宫肌瘤何处来

　　从中医的角度讲，子宫肌瘤的病因是脏腑功能失调，多是寒凝痰阻、气滞血瘀等原因导致的，属于中医"石瘕"范畴，这种疾病多发于育龄女性。绝经之后，子宫肌瘤停止生长，有的可自行萎缩、消失。科学研究表明，子宫肌瘤与女性内分泌失调关系密切。因此，女性平时应该注意改善生活习惯，合理饮食，不吃寒凉食物，从根本上保护子宫。

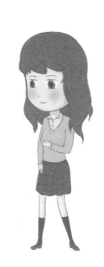

🌸 常见症状

　　子宫出血是子宫肌瘤最为常见的症状，其中以周期性出血为多，可表现为经期延长、月经量增多或周期缩短，腹部包块及压迫症状。子宫肌瘤逐渐生长，当其使子宫增大超过3个月妊娠子宫大小，或是成为位于宫底部的较大浆膜下肌瘤时，在腹部就能摸到包块，早晨膀胱充盈时更为明显。包块呈实性，可活动，没有压痛感。

子宫肌瘤一般是不会引起身体疼痛的，但有一部分患者会出现小腹坠胀、腰背酸痛等症状。当浆膜下肌瘤发生蒂扭转，或子宫肌瘤发生红色变性时，就会出现急性腹部疼痛。此外，患者也会出现白带增多、不孕与流产等症状。

小偏方

二皮乌鸡汤

香附、川芎各5克，青皮、陈皮各3克，乌骨鸡1只，料酒、味精、生姜、葱、鲜汤各适量。乌骨鸡去毛及内脏，将香附、川芎、料酒、生姜置于鸡腹内；加水适量，大火煮开后，小火熬至肉熟，加入少量盐和味精调味，喝汤吃肉。无明显禁忌，可经常服用；注意鸡肉不要选太肥的。

❀ 偏方其实不神秘

香附可以疏肝理气，调经止痛；川芎善"下调经水、中开郁结"，有活血化瘀、行气止痛之功；陈皮理气健脾，青皮辛散温通、散结止痛；乌骨鸡含有多种氨基酸和微量元素，具有滋阴清热、补肝益肾、健脾止泻等功效。几种原料相配合，行气活血而不忘补益虚损，祛邪而不忘固本，对子宫肌瘤具有较好的治疗效果。此外，月经不畅者也可用此方调理。

盆腔炎不好治，山楂佛手可尝试

慢性盆腔炎是指女性内生殖器及其周围结缔组织、盆腔腹膜的慢性炎症。慢性盆腔炎是一种常见的女性疾病，病情顽固，容易反复发作，给女性健康造成严重的危害。

慢性盆腔炎的原因很多，绝大部分是因为急性盆腔炎未彻底治愈，在患者体质较差的情况下，急性盆腔炎病程可迁延，转为慢性盆腔炎。

盆腔炎从何而来

从中医的角度来看，慢性盆腔炎是寒湿凝滞、湿热瘀结、气滞血瘀、气虚血瘀等原因导致的，属"妇人腹痛""癥瘕""带下病"等范畴，带下量多和下腹疼痛为其主要症状。治疗应以化瘀、清热、除湿、补虚为主。

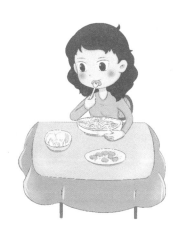

患者不仅需要积极配合医生的治疗，还要注意个人卫生，注意劳逸结合，增加营养，锻炼身体，增强体质。

小偏方

山楂佛手汤

苣荬菜60克，佛手15克，山楂30克，将上述两味药材放入砂锅中，用水煎30分钟左右，过滤渣滓，喝汤。每天服用1次，连续服用7天。

❀ 偏方其实不神秘

山楂佛手汤中的苣荬菜有清热凉血作用；佛手有止呕消胀、理气化痰、舒肝健脾等多种药效；山楂具有活血化瘀的作用，是血瘀型痛经患者最为理想的食材。三者同用，可化瘀、清热，对痛经、月经量过多、经色紫红且有血块的慢性盆腔炎患者有一定疗效。需要注意的是，这个方子不适合神疲乏力、小腹绵绵作痛者。

❀ 按摩保健法

① 按摩下腹部。手掌搓热后，在下腹部按正反方向画圆按摩，然后在腰骶部上下来回按摩。每日两次，每次 10 ~ 15 分钟。

② 多做提肛动作。躺在床上，全身放松，有意识地反复缩阴、提肛。缩阴、提肛 5 秒后放松 5 秒。连续做 10 ~ 15 分钟，每日两次。

慢性盆腔炎患者常为肾虚血瘀型，除了腰腹隐痛外，还常伴有腰腹及臀部发凉。按摩可温通腰腹部气血，改善阳虚血瘀症状。而提肛动作可锻炼盆底肌肉，改善盆腔粘连。这两组动作简单而有效，对减轻病痛很有帮助。

女性卵巢很重要，药膳帮你来照料

孙女士今年 38 岁，在居委会工作。最近她常常感觉浑身不舒服，脾气时好时坏，皮肤也没了光泽，有的时候甚至还会腰酸背疼。

她曾到几家医院看过几位西医，诊断结果为卵巢功能衰退，雌激素水平低。吃了一些药，打了好几次针，她还是感觉浑身不舒服。在别人的介绍下她找到了我。

❀ 浑身难受有缘由

我告诉孙女士："随着女性年龄增长，卵巢功能也变得越来越弱，用中医的话来说，就是'天癸将竭，肾气渐衰'，可采用中医疗法进行调理。卵巢被称为'女性的生命之源'，因此要注意保护。"

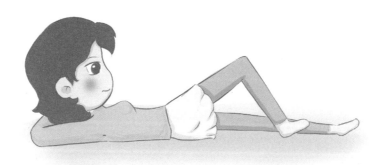

小偏方

鳖甲白鸽汤

鳖甲 50 克，白鸽 1 只，将白鸽去毛及内脏，鳖甲打碎放入白鸽腹内；加水大火煮开后，小火慢炖半小时，食肉喝汤。可长期服用。

山药膏

淮山药 250 克，枸杞 120 克，鹿角胶 60 克，核桃仁 240 克，冰糖 70 克。将鹿角胶用蛤粉炒脆研末，余下四味食材隔水蒸熟并捣烂；加入鹿角胶粉搅拌为膏，密封保存。每次 30 克，每日服两次。可长期服用。

✿ 偏方其实不神秘

鳖甲、鸽子肉都是血肉有情之品，能养肾阴，护卵巢。山药平补脾肾，枸杞滋肝肾之阴，鹿角胶益精血，核桃仁温肾助阳，四味同用，可阴阳双补，从而提升卵巢功能。

现在喜欢品酒的女性越来越多。我建议女性可以稍稍喝一点红酒，每日一小杯就能提升卵子的活跃度。啤酒尽量要少喝，喝啤酒会降低卵子的活力，甚至可能让卵巢提前进入休眠状态。

白带不正常，扁豆山药来帮忙

王芳是一名中学教师，今年31岁，毕业后一直在学校担任初三年级班主任。因为工作任务重，压力大，日常作息不规律，结婚之后一直没有要小孩。但是随着年龄增大，家里人期盼孩子的念头也越来越强。于是王芳辞去了班主任的工作，打算在今年怀上一个健康的宝宝。然而最近一段时间，王芳发现自己白带好像出问题了，颜色发黄，就像是感冒时流出的浓鼻涕一样，而且味道非常难闻；有时她会感到腰酸、小腹坠胀，还经常出现外阴瘙痒的症状，这让她非常担心。

热心的同事给她推荐了各种治疗药物，有内服的，有外用的。她连用了好几个疗程，症状依然不见好转，甚至因为用药不当，还引起外阴灼热疼痛，无法进行正常的夫妻生活。身体问题给王芳带来了巨大的精神压力，她非常担心过度服用西药会产生副作用，影响自己怀孕。于是，王芳在爱人的陪同下来到医院。

王芳非常尴尬地向我介绍了她患病的情况，我安慰王芳："不用过多担心，白带异常是女性生殖系统炎症中常见的疾病，只要治疗得当，恢复非常快，痊愈后是不会影响怀宝宝和生宝宝的。"

这时王芳的紧张情绪终于得以缓解了。我为她做了初步检查，情况并不是她想象的那么严重，于是她开始询问其治疗过程。

❈ 为何出现白带异常

"其实，出现白带异常的原因很多，比如宫颈炎、盆腔炎、阴道炎等，病因不同所产生的症状也不同。就阴道炎来说，就可以分好几种，常见的有真菌性阴道炎、滴虫性阴道炎、细菌性阴道炎等。真菌性阴道炎，白带有时呈水样、软膏样或凝乳样，有时呈豆腐渣样、屑粒状或白色片状。滴虫性阴道炎，白带不仅色灰黄、污浊，而且还有臭味，白带有时为乳白色或黄白色稀薄液体，有时为黄绿色脓性泡沫。细菌性阴道炎，白带呈匀质的灰白色。这三种阴道炎，都会出现不同程度的白带增多、外阴瘙痒症状。"

王芳听我这么一说，非常紧张地问："医生，是不是只要治好了阴道炎，我的这些症状就会全部消失？"

"这也并非是绝对的，因为宫颈炎、盆腔炎也会引起白带异常。比如宫颈炎，它引起的白带异常也会表现为白带增多，但是白带的颜色、数量、性状和气味会因感染的病原菌不同而有所不同；大部分患者无症状，有症状者主要表现为阴道分泌物增多，有的患者白带中还夹带血丝；感染严重者白带甚至呈脓性，有时也可以表现为经间期出血、同房后出血。需要注意的是，一旦出现黏稠脓性白带，就会阻碍精子穿过，造成不孕。另外，慢性宫颈炎与宫颈癌的发生有一定的关系，所以应积极防治，以防出现更严重的后果。"我进一步解释道。

小偏方

白带治疗方

白扁豆50克，淮山药100克，糯米100克，冰糖25克。将扁豆洗净去杂，切末；淮山药刮皮切丁；糯米淘洗干净备用。锅内加水煮沸后，下糯米、扁豆、淮山药煮稠，放入冰糖调匀即可食用。

治疗外阴瘙痒方

取百部20克、川椒15克、黄柏30克、苦参30克、蛇床子30克、明矾10克。先将以上药材用纱布包裹放入锅中，煮沸20分钟后倒入盆中，趁热熏蒸外阴，待水变温后再坐浴。每日1～3次，10天为一疗程。

偏方其实不神秘

扁豆营养价值高，味道鲜嫩可口，具有健脾化湿、消暑止泻等功能；山药中具有丰富的氨基酸、维生素，具有益气养阴、固精止带的功效。两者相互配合，对脾胃虚弱所致白带过多有很好的治疗效果。

蛇床子、黄柏燥湿杀虫，外用可治阴痒带下；明矾酸涩，善疗湿疮疥癣，具有止痒杀虫之效；苦参清热燥湿，凉血解毒，止痒杀虫；百部、川椒杀虫止痒。诸药合用，共奏清热、止痒之功。

王芳非常认真地记下了我说的方子，说回去就试试。临走的时候，我还提醒王芳要注意多喝汤水，饮食清淡，多吃新鲜蔬菜。

6个月之后，我在街上遇见了这一对夫妻。王芳开心地对我说："您的小偏方可管大用了，用了3个月再去医院复查，一切都正常了，我现在已经怀孕了。"看着王芳夫妇洋溢着幸福的笑脸，我也真心为他们高兴。

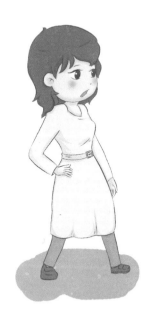

难孕难育怎么办，对证治疗是关键

今年年初，我的一个朋友张雅到我家做客。通过聊天才知道，她已经结婚了，现在经营一家服装店。生意刚刚起步时，生活压力非常大，夫妻俩只顾着打拼，就没有想着要孩子。如今生意红火起来，两人年龄也不小了，意识到应该是要孩子的时候了。

我自然为他们感到高兴，但是她却说出了自己的担忧："老朋友，我怕我怀不上孩子。"

我忙问："怎么了？"

张雅回答道："我和爱人最近几年因为工作压力大，经常加班熬夜，身体似乎被透支了。按理说，现在生活好了，我们就差一个孩子了，却一直没能如愿。我和爱人也到医院做了常规检查，没发现一点异常啊！真是不知该如何是好！"

🌸 肾气亏虚原因多

现代人因为生活节奏快，常常导致精神压力大、生活不规律、饮食失调，很多年轻人处于亚健康状态；还有一部分人出现"无病而难孕"的问题。

我对张雅说："从中医角度来讲，不孕不育跟人的体质有很大的关系，如宫寒、气血失调、脾虚、肾虚、肝气郁结等体质类型都可能引起不孕不育。我有一个患者 7 年未孕，但是什么原因也查不出来。诊疗过程中我发现她的嘴唇、舌苔发白，整个人也没精神。细问得知患者月经量极少，而且伴有痛经，平时小腹怕冷、隐隐作痛。从脉象上看，患者脉沉而细涩。她的症状是比较典型的宫寒，因寒邪外侵而无法怀孕，如同冬天播种而无法收获。于是我建议她用姜枣红糖水和艾叶、生姜煮鸡蛋来调经，连续服用了 3 个月，她居然怀上孩子了。"

"这么神奇！"张雅满脸感叹地说。

我告诉张雅，无病难孕的情况有很多，比如肾虚就可导致不孕。肾为先天之本，主生殖。如果夫妻有一方有肾虚的问题，怀孕的几率就会大大降低。一般来讲，常年熬夜、生活不规律等因素都会引发肾虚。

肾虚又可分肾阳虚、肾气虚、肾阴虚。

肾阳虚：指素体阳虚、寒湿伤肾或阴损及阳等导致肾阳虚弱，命门火衰，胞宫失于温养，宫寒不能受孕。这一类患者常表现出畏寒肢冷、小便清长、白带清稀、手脚冰凉、神疲乏力、经期水肿等症状。治肾阳虚的原则是温肾暖宫，这里有个特别实用的方子：用肉桂粉和香油搅拌和成小丸，贴在足底涌泉穴上，每日一贴。

肾气虚：主要是指肾气不足。精气也就是肾气，肾气充盛是受孕的基础。假若人的先天之气不充足，或后天房事频繁，大病久病损伤肾气，或高龄肾气渐衰，这些情况都是难以怀孕的。治肾气虚的主要原则是调补阴阳。

肾阴虚：一般为失血伤津、房劳多产、精血两亏、过食辛辣、性情急躁等因素导致肾阴不足，子宫干涩不能受孕；其主要表现为性欲下降、阴道干涩、潮热汗出、月经量过少、失眠健忘、闭经、卵巢早衰等。对于肾阴虚的患者来说，应该益髓填精、滋养肾阴，左归丸、六味地黄丸等都有不错的疗效。

小偏方

枸杞乳鸽汤

乳鸽1只，枸杞30克，葱、姜、盐、白糖各适量，用小火炖煮两小时，至鸽肉烂熟即可，食肉喝汤；主治肾阴虚。

"这么复杂啊？"张雅不禁有些疑惑。

我接着说道："去年，曾经有一个25岁的小姑娘，因减肥过度，致卵巢早衰，导致无法怀孕。"

关于卵巢早衰的问题，我遇到过很多这样的例子。正常女性一般在40岁后卵巢功能开始衰退,但是一些女性因为过度减肥,滥用避孕药物,行人工流产等,极大伤害了卵巢,导致卵巢提前衰老,甚至导致女性停经。对于此类患者,我推荐下面这两个方子:

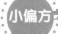

黄精当归乌鸡汤

黄精15克,当归9克,乌鸡1只。先将上述食材加水猛火烧开,再小火煮20分钟,加入食盐即可。此方可滋补肝肾,延缓衰老。

蜂蜜黑芝麻膏

黑芝麻1000克,蜂蜜25克。芝麻炒香研末,加入蜂蜜调匀,密封于干燥容器内。每日两汤匙,温开水送服,早晚各1次。此方可补肝肾,益精血,抗衰老。

我接着说:"女人爱美不是错,但是爱护自己身体才是最重要的!"张雅点头道:"对,女人如果真正爱惜自己的身体,就一定要定期体检,感到身体不适就要及时进行调理。"我看张雅听得这样入迷,就多讲了一些有关中医的知识,继续向她介绍无病难孕的原因。

无病难孕的原因还有气血失调、脾虚等。从气血失调的角度来说,气为血帅,血为气母,气血调和才可受孕。气血失调可以分成两大类:

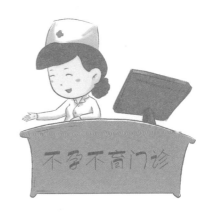

小偏方

第一类是气血亏虚，主要症状为：疲劳乏力，面色苍白，少言懒语，胸闷气短，月经后延、量少、色淡等。

参芪炖鸡汤（治气血亏虚）：取生芪15克、当归10克、党参20克，与鸡肉炖煮。小火慢炖两小时，加入调味品即可食用。子宫内膜薄的患者，可将阿胶研成粉，每天服用1小勺，热牛奶冲服。

第二类是血瘀，主要症状为：行经不畅，色暗夹血块，量少痛经，经行头疼等。

川芎煮鸡蛋：治疗血瘀型经行头痛；

益母草煮鸡蛋：治疗痛经，血瘀型崩漏；

藏红花代茶饮：治疗血瘀型月经量过少。

脾虚也会导致无病难孕，主要症状为：舌苔白、腹胀、四肢乏力，月经量少或过多，经期延长，闭经，排卵期出血等。

山药枸杞粥（治脾虚）：大米、山药、枸杞子各少许，大枣4颗，煮粥食用。

我为张雅又进行了细致的检查，发现她肝气郁结较为明显，这与她工作压力大、作息不规律及忧思郁怒有很大关系。

"你平常是不是好发脾气、生闷气，或者经常焦虑失眠呢？"我继续问道。

"对，工作不顺心，我心里就会非常抑郁，于是乱发脾气。晚上感觉很累，但是怎么也睡不着觉。"张雅回答道。

"这主要是肝气郁结引起的，不妨喝一些玫瑰花泡的茶水，可疏肝郁结。同时你还可以到药店买一些酸枣仁，炒熟后研成粉，取一勺用开水冲着喝，一天两至三次，这样可以改善你的睡眠。"

张雅认真地在小本子上记录着。我叮嘱她说："想要宝宝还需要注意几点。首先，作息一定要规律，每天保证 8 小时睡眠；其次，饮食一定要合理；另外，要保持心情舒畅，尽量消除紧张、烦闷情绪，钱并不是最重要的，为了挣钱损害身体可是得不偿失。"

差不多过了一年，张雅给我打来电话，她按照我所说的方法调理了好几个疗程，例假基本正常了，现在已经怀孕三个多月了。可见，不孕的原因很多，只要积极找出问题的所在，定能圆做父母的梦想。

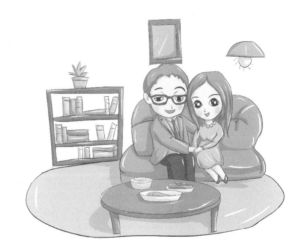

第三章

孕期小偏方，

健康妈妈的孕育良方

好"孕"来，营养均衡少不了

众所周知，从受精卵发育至胎儿完全成熟，怀孕期间胎儿快速生长与发育所需的营养成分，完全依赖孕妈的饮食供应。因此，当女性得知怀孕时，不管以前身体营养状况如何，都要好好为腹中的胎儿建造一个优质的营养环境。对准妈妈来说，哪些营养元素需要特别补充，哪些营养元素在日常饮食中就能获取呢？

晓彤，今年30岁，在一个外贸公司上班，去年她打算停止忙乱的工作，安心准备怀孕，争取生一个宝宝。由于长期饮食结构不合理，她十分担心自己的身体状况不适合怀孕，因此到我这里进行咨询。

在对晓彤进行常规的身体检查之后，我发现她的身体基本上没有什么大问题。于是，我建议她饮食营养均衡，注意休息即可。但是晓彤还是很紧张地问："真的这样就行了吗？我看到不少朋友备孕前都要吃很多保健品，什么叶酸、钙片、高蛋白奶粉之类的。"

其实晓彤的担忧也是很多女性存在的误区。很多备孕女性盲目地服用各种维生素保健品，却不知道，这些东西服用过多，会给身体造成极大的负担。

早期补充叶酸很重要

我对晓彤说：中国有句古话叫是药三分毒，再好的"药物"过量服用都会对身体产生不良影响，即使营养保健品，服用过量，也一样适得其反。一般情况下，只要没有患上特殊疾病，孕前女性是没有必要进行特殊营养补充的。只要摄入足够的高纤维果蔬、谷、奶、蛋、肉类等食物，保证充足的睡眠和适当的运动就可以了。如果真想要补充什么营养，那就是叶酸。叶酸是一种水溶性B族维生素，是保证人体细胞生长和繁殖的必需物质。如果孕妇体内缺少叶酸，易患巨幼红细胞性贫血及白细胞减少症，甚至可引起胎儿神经管畸形。

❀ 补充叶酸用食疗

晓彤非常认真地问："补充叶酸多少量才合适呢？"我回答道："从怀孕3个月之前就开始吃，每天服用 0.4 毫克叶酸。怀孕之后，每天服用 0.6 毫克至 0.8 毫克叶酸就可以了。"

可以采用食疗的方式帮助孕妇补充叶酸，每天定量食用豆类、坚果类制品和动物肝脏，水果、新鲜蔬菜和杂粮也要多吃一些，而且要注意采用正确的烹调方式。

小偏方

牛奶燕麦粥

燕麦 1 杯，牛奶 800 克，香蕉两根。香蕉去皮切片备用；牛奶加入燕麦，大火煮开；转文火煮到燕麦变软，加入香蕉片。

凉拌胡萝卜

胡萝卜两根，香油适量，盐、葱少许。将胡萝卜和葱清洗干净切丝，撒上少许香油与切好的葱，调匀后即可食用。

蔬菜水果沙拉

猕猴桃、草莓、橘子、油菜、西红柿、熟黄豆适量，色拉油沙司适量，奶油适量。将蔬菜和水果洗净切好放入容器，再将适量色拉油沙司和奶油倒入拌匀，即可食用。

需要注意的是，食物当中所含的叶酸遇到光热的时候就会流失，新鲜蔬菜贮藏 2～3 天后，所含叶酸会流失一半。如果用煲汤的方式烹调食物，可能会使食物中的叶酸流失 50%～95%。因此，准妈妈应选择恰当的烹调方式，尽量避免叶酸的流失。

❀ 早期备孕需注意

　　最后，我还建议晓彤带她老公一起来咨询，因为怀孕可不只是女人的事，男人也要时刻准备着，我也得给他开张"药方"。很多夫妇备孕的时候很少注意到男性的营养补充，其实孕前男女都要补充叶酸，只有这样才能让宝宝更健康。

　　晓彤找到了症结所在，回去之后与老公一起改变了生活习惯和饮食结构。去年10月的时候，她已经怀孕了，宝宝的各项检查结果都非常正常。

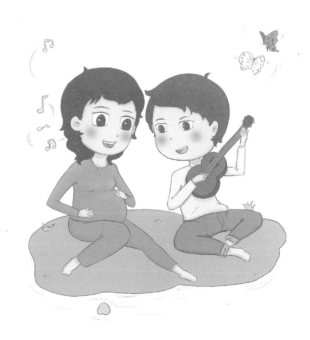

妊娠期感冒，多款偏方有疗效

岑女士今年 28 岁，正在怀孕期间，所以她平时十分小心，生怕得了病，吃药会对肚子里的孩子有影响。可是秋冬交替时节，气候变化剧烈，天气忽冷忽热，一不小心她就感冒了。一开始她不敢吃药，后来咳嗽起来，而且咳嗽的时候肚子会剧烈震动，影响胎儿。不得已，她只好到医院咨询医生。

妊娠期感冒可否用药

一般来说，怀孕前 3 个月禁用一切药物，因为孕前 3 个月正是胚胎形成的关键时期。孕中期慎用药物，像庆大霉素、链霉素、卡那霉素等对听神经有损害的药物都应禁用。而孕晚期用药，一般来说对孕妇、胎儿不会有太大的影响。

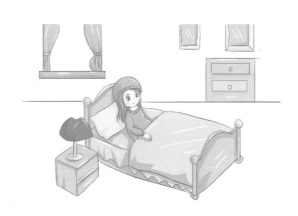

此外要视感冒程度而定。孕妇患一般性感冒，如果症状较轻，只有流清涕、打喷嚏症状，一般不必服药，注意多饮开水，多食用蔬菜、水果，保持大便通畅，休息几天自然会好。

妊娠期感冒用药

妊娠早期（怀孕 5 ~ 14 周）是胚胎发育、器官形成的时期，此时孕妇若患流行性感冒，而且症状较重，出现身体疼痛、咳嗽等症状，就应积极治疗。

病毒可能导致胎儿畸形，母体发热对胎儿有不良影响。此时应听从医嘱，选用一些毒副作用较少的中草药。

孕期感冒发热，应尽快控制体温。可以在额头、颈部放置冰块，或用湿毛巾冷敷；也可用 30% ～ 35% 的酒精擦拭颈部及两侧腋窝来降温；严重者也可以选择药物降温。不过，要避免使用对孕妇、胎儿有不良影响的药物，例如阿司匹林等。

我国民间流传着很多治疗感冒的小偏方，可供孕妇使用。

小偏方

菜根汤

白菜根 3 片，大葱根 6 个，煎汤后加入少许白糖服用。白菜根有清热利水、解表散寒之功，葱根有散风寒、通鼻窍之功。二者同服，治疗感冒效果佳。

萝卜白菜汤

白萝卜 60 克、白菜心 250 克水煎，加红糖适量，吃菜饮汤。白萝卜能润肺化痰，平喘止咳；白菜通利肠胃，解热除烦。此方适合风热型感冒，症见发热、恶风、头痛，咽痛、咳嗽、咯痰不畅、口渴喜饮；舌红，苔微黄，脉数。

姜糖饮

取葱白 3 段、生姜片 15 克，水煮后放入少许红糖饮用。大葱具有发表通阳、解毒调味之功。生姜具有温中止呕、解表散寒之功，两味药合用有助于外邪排出体外。

小偏方

姜蒜茶

大蒜、生姜各15克，切片加水一碗，煎至半碗，放入少许红糖饮用。大蒜有温中行滞、解毒杀虫的功效，与生姜配伍使用，既能解表散寒，改善感冒症状，又能温中扶正，增强人体免疫力。

熏蒸法

在保温茶杯内倒入42℃左右的热水，将口、鼻部置入茶杯口内，不断吸入热蒸气，每日3次。

蒸气熏鼻法可促进鼻腔内毛细血管的血液循环，有效改善感冒症状。

大椎穴热疗

用电吹风机对准大椎穴（第7颈椎棘突下凹陷中）吹热风，每天数次，每次5分钟。出汗后，感冒症状即可减轻或消失。大椎穴能调节体温，促进汗液排出，改善局部血液循环，从而达到疏风退热、防治感冒的效果。

热敷迎香穴

将双手大鱼际搓热后敷在迎香穴处，反复操作5～10遍即可。同时，多饮温开水，至身体微微出汗。迎香穴主治流涕、鼻塞等感冒症状。

妊娠呕吐，生姜帮你缓解

王女士怀孕 3 个月了，最近身体不适，呕吐不止，整天水米不进。家人只得陪她去医院，检查结果为妊娠反应，并无大碍。

妊娠呕吐的原因

从中医的角度来说，妊娠呕吐又称为恶阻，是指受孕后 2 ~ 3 个月反复出现的，以恶心、呕吐、厌食、食入即吐为主要症状的孕期病症。

孕妇要从心理方面进行调适，对早孕反应要有正确的认识。在妊娠早期出现的轻微恶心、呕吐症状属于正常反应，不久即可消失。孕妇不应当有过重的思想负担，保持情志安定、舒畅即可。

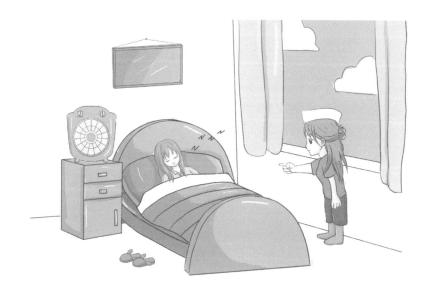

小偏方

生姜含服

生姜切片含服或嚼服，将生姜榨汁后喝生姜汁，均能有效缓解妊娠呕吐。

甘蔗姜汁饮

将甘蔗清洗干净并去皮，捣烂取汁，与适量姜汁混合即可饮用。

柚子皮饮

柚子皮1块，清水洗净，煎水取汁，代茶饮用；每天1剂，连服数天。

偏方其实不神秘

生姜被称为"呕家圣药"，是止呕良品，对于妊娠呕吐有明显的缓解作用。生姜能抑制肠胃运动，松弛胃肠道肌肉，从而缓解反胃与恶心症状。

甘蔗姜汁饮有和胃止呕的作用，适用于妊娠呕吐、脾虚湿阻证。

柚子皮饮可疏肝和胃，适用于妊娠呕吐、肝胃不和之证。

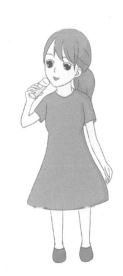

多种小偏方调理习惯性流产

小何是一名年轻女性，今年刚刚 30 岁，两年前她和丈夫结婚，因为工作原因没有要孩子。现在夫妻俩儿终于打算要孩子了，可是小何怀孕刚两个多月，有一天突然感觉肚子疼，到医院检查，是先兆流产。

❀ 先兆流产的原因

先兆流产发生在妊娠早期，主要是因为孕妇体质虚弱，或劳累、外伤（包括不当的阴道内诊、性交）而引起的，如果不引起重视，极有可能导致流产。

对于先兆流产，中医称之为妊娠腹痛、胎漏下血。若无阴道出血，仅有腰腹酸胀坠痛者，则称为胎动不安。中医认为本病多为冲任不固，不能摄血养胎所致。冲为血海，任主胞胎，冲任之气固则胎有所载，血有所养。安胎之法重在补肾健脾，并兼顾益气、养血、清热之法。

小偏方

菟丝子药枣粥

山药 30 克，菟丝子 15 克，大枣 5 枚，大米 100 克，白糖适量；将菟丝子水煎取汁，放入大枣、山药、大米煮成粥，待粥熟后放入白糖即可食用；每日 1 剂，连服 1 周；可补益肾精，固气安胎。

✿ 偏方其实不神秘

菟丝子具有补肾益精、养肝明目、固胎止泄之功效；山药味甘、性平，可健脾胃、益肺肾、补虚羸；大枣是补气养血佳品。诸药合用有安胎之功。

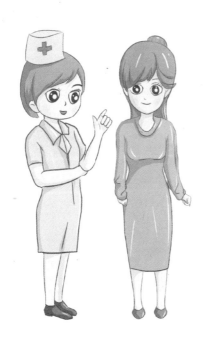

孕期发烧应重视，安全降温最重要

星期天，有一对非常年轻的夫妻到我这里就诊。丈夫搀扶着妻子坐下，指着妻子那隆起的肚子连声问我："医生，我爱人发烧了该怎么办啊？会不会影响到孩子啊？"

❀ 孕期发烧需谨慎

我详细询问了孕妇发烧的时间以及末次月经的时间,然后帮助计算了孕龄。在进行仔细的分析之后，我对他们说："妊娠早期，孕妇体温不高于38℃，这属于低热，对妊娠和胎儿的健康没有太大影响。但如果长时间发烧或高烧，会导致母体器官功能紊乱，引起子宫收缩或宫内感染，导致胎儿畸形，甚至流产。不仅如此，长时间发高烧对胎儿的大脑影响最大，可造成脑细胞死亡，从而导致胎儿智力发育异常。"

我们需要注意的是，胎儿早期的生长发育，对体温的变化是相当敏感的，因此易造成孕妇流产。到了怀孕中晚期，胎儿的基本形态已经形成，所以，孕期发烧对胎儿的危害性就降低了。不过，如果你的孕期发烧是由于宫内感染引起的，那么就应该进行必要的检查了。

那位丈夫又问我："昨天晚上，我看着她发烧的样子好难受，就让她吃了一粒退烧药，这不会对宝宝的发育有影响吧？"

我对她说："大多数的药物只要选用正确，合理应用，对于胎儿和孕妇的影响都不大，但是所使用的药物必须了解其副作用及毒性。"

通常，孕妇末次月经第14天排卵，精卵结合形成受精卵。受精后7天内，因受精卵尚未种植，不会对胎儿造成不良影响。受精后8至15天内用药，胚胎此时虽已种植，但这期间各组织器官没有完全分化，所以不会对胎儿造成影响。需要注意的是，受精后15至56天，各器官在这一时间段逐步开始分化，胚胎易受药物的影响而致胎儿畸形。受精56天后，胎儿初具人形，各器官的初步发育已经完成，药物对其影响也随之减小。

多数抗生素可以经过胎盘进入到胎儿体内，其中青霉素、头孢噻啶、红霉素在孕期使用一般无危害，对胎儿无明显副作用。四环素对母亲和婴儿都会造成伤害，严重者可损害孕妇肝脏和肾脏，对胎儿的伤害也是极大的。链霉素及其他氨基糖苷类药物对胎儿听神经都有不同程度的损害。解热镇痛类药，如阿司匹林或水杨酸钠，小剂量使用对胎儿伤害较小，大剂量长期用药，对母体血小板聚集会造成影响，即降低其聚集功能，从而增加胎儿的死亡率和过期产儿综合征的发病率。

目前治疗孕期发烧的基本原则是防止感染，将体内病毒排除，降体温。孕妇轻微的发烧可以多喝热开水，注意休息，口服感冒清热冲剂或板蓝根冲剂等。如果发烧特别严重，除一般处理外，最重要的是将体温控制在合理范围，建议采用物理方法降温，也可以使用药物降温。请在医生的建议下谨慎使用解热镇痛药。采用中医辨证论治对于控制孕妇体温效果明显。

孕妇感冒不可轻视，不能随意自行用药，必须及时找医生进行诊治。

孕妇发热，可试试用生姜和红糖熬制姜糖水，趁热喝下，盖被发汗。

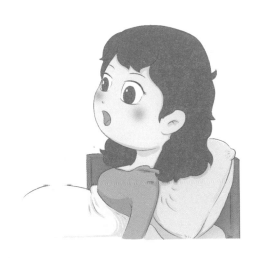

小偏方

温水擦浴

将毛巾浸上热水，为孕妇擦洗全身。擦洗时要注意保温，如果孕妇感觉到发冷，脉搏与呼吸发生改变，应该马上停止擦洗。

酒精浴

准备30%～50%的酒精或60度白酒适量，加入等量凉开水，用水在手足、腋下、额头和腹股沟等地方进行反复擦拭。

冰袋敷头

可以将冰块放入塑料袋内，外包一块毛巾，将其放置在孕妇的前额或后颈。

❀ 偏方其实不神秘

温水擦拭皮肤有助于扩张皮肤血管，可促进散热；相反，如果用凉水来擦拭皮肤，就会导致皮肤血管收缩，对散热非常不利。

孕妈水肿怎么办？鲫鱼汤汁是首选

小芳已经怀孕将近 8 个月了，最近身体越来越"胖"。其实她这种情况属于水肿，休息之后也不见缓解，有时候还会感觉头晕。于是，在家人的陪伴下，她到我这里就诊。

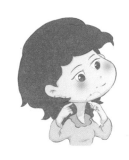

❀ 水肿从何而来

我仔细诊查，发现她不仅是下肢水肿，手、脸也有些水肿。我按了按水肿的部位，看到按上去的手印几分钟后仍不消失，皮肤几乎没有弹性。我判定小芳的情况与孕期水肿有别。小芳的孕期水肿导致其血压快速升高，所以会头晕。这种情况如果持续出现，会使全身小动脉痉挛，严重者可危及自身和胎儿安全。

我告诉小芳一些食疗的方法，这些食疗方不但可消除水肿，对孕妇也有进补的作用。

小偏方

赤豆花生大枣汤

赤小豆 50 克，花生米 50 克，大枣 9 枚，大米 100 克，砂糖 50 克。将赤小豆、花生米、大枣、大米分别洗净备用；锅内加水适量，放入赤小豆、花生米、大枣、大米煮粥，熟后调入砂糖即成。每日 1～2 次，连服 10～15 天。此方健脾养胃，益气养血；适用于体质虚弱、妊娠水肿、营养不良性水肿、脚气水肿、产后缺乳等。

小偏方

鲫鱼粥

鲫鱼1尾，高粱米50克，橘皮10克，酱、葱各适量。将高粱米、橘皮同煮粥，鲫鱼去骨入粥；临熟加酱、葱调和，即可食用。此方健脾和中，渗湿消肿；主治气滞湿阻型妊娠水肿。

小芳按照我说的食疗方调理，过了大约两周的时间，水肿开始消退，头晕也明显减轻。小芳坚持喝了两个多月，不但水肿消失了，体质也增强了不少。现在，她正信心满满地等着孩子降生。

❋ 偏方其实不神秘

从中医的角度来看，引起孕妇水肿的原因是多方面的，比如有脾虚造成的，也有肾虚或者气血不畅导致的。现代医学研究认为，水肿主要是因为液体渗出，在组织间隙中聚集，对静脉回流造成压迫导致的。一般的妊娠水肿无须治疗，它会随着妊娠期的结束而消退。病理性的水肿则对孕妇身体会造成伤害，应当及时到医院就诊。

鲫鱼药用价值极高，其味甘性平，入胃、肾经，具有和中补虚、温胃益气之功效。赤小豆味甘、酸，性平，归心、小肠经；利水消肿，解毒排脓；用于水肿胀满、脚气水肿等病。

孕期补钙很重要，双汤膳食不能少

张菲怀孕已经4个多月了，最近她总是觉得腰酸背痛，晚上也睡不好觉。她也不知道是怎么回事，于是在爱人的陪伴下到医院找我进行诊治。

张菲向我描述了她的症状，我让她张嘴，发现她的牙齿有松动的现象。于是，我问她最近是否出现腿抽筋的现象。张菲说确实有过几次小腿抽筋，并没有放在心上。由此，我判定张菲缺钙了。

❀ 孕期缺钙危险多

孕期缺钙危害是非常大的。首先，孕妇缺钙，轻则出现肌肉痉挛（腿部抽筋），重则骨质疏松，进而引起骨软化症。其次，有一部分妊娠高血压是由于缺钙引起的。对胎儿来说，不能充足地吸收钙元素会导致软骨病、佝偻病、鸡胸等先天不足之症的发病率大大增加。特别是到了怀孕中晚期，胎儿的钙需求量将会不断增加。

因为张菲目前处于孕中期，而且缺钙现象不是很严重，所以我向张菲推荐了几个补钙食疗方。

张菲按照我的嘱咐调理，大约过了3周的时间，缺钙症状基本消失了，她后来生的宝宝身体非常强壮。

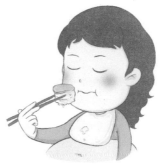

小偏方

萝卜海带排骨汤

排骨 250 克，白萝卜 250 克，水发海带 50 克，黄酒、姜、精盐、味精各适量。排骨加水煮沸去浮沫，加姜片、黄酒，小火炖熟；加入萝卜丝，再煮 5 ~ 10 分钟，调味后放入海带丝煮沸即可。

排骨豆腐虾皮汤

猪排骨 250 克，北豆腐 400 克，鸡蛋 1 个，洋葱 50 克，蒜头 1 瓣，虾皮 25 克，黄酒、姜、葱、精盐各适量。排骨加水煮沸后去掉浮沫；加姜、葱段、黄酒，小火煮烂；再加豆腐块、虾皮煮熟，放入洋葱和蒜头，煮沸调味即可。经常食用，强筋壮骨，润泽肌肤，滋养五脏，清热解毒。

❀ 偏方其实不神秘

从中医的角度来说，缺钙与脾、胃、肾功能虚弱有关。这三个脏器的功能失调会影响人体对钙元素的吸收。豆腐入脾、胃经，能健胃益脾。现代医学研究发现，豆腐当中钙含量非常丰富；排骨、虾皮都是常用补钙食品。

需要大家注意的是，补钙不可以盲目进行，因为体内钙含量过高会阻碍身体对其他微量元素的吸收。

孕妇便秘，试试核桃仁

有一位女性朋友正处于孕期。最近她十分苦恼，因为自己已经好几天大便不畅了。因为怀着宝宝，她大便时不敢太用力，怕伤了胎气。其实，孕期便秘的现象非常普遍，常给孕妈们带来烦恼。

❀ 孕妇为何会便秘

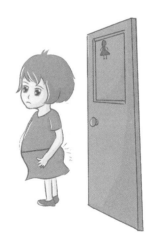

怀孕过程中，不断增大的子宫会压迫肛门直肠部，使这个部位的血液回流受阻，容易造成痔疮，引起便秘。另外，孕妈妈体内的孕激素水平会升高，导致肠道平滑肌松弛，使肠道蠕动减慢，从而造成便秘。平时就便秘的女性，此时症状会更严重。

便秘十分痛苦，所以这位朋友每天只好借助开塞露排便。后来她听人说经常使用开塞露会产生依赖性，对治疗便秘没有好处，于是就来找我咨询。

小偏方

核桃豆浆汁

每天取核桃仁 25 克，和豆浆一起榨汁服用。核桃豆浆汁能润肠通便，且营养丰富，易于吸收，有益于胎儿。

朋友回家后就开始吃核桃，每天都不间断；只用了三天，大便就变软了。她又坚持了半个月，排便完全规律了。每天早晨起来，她都能准时到卫生间排便，且大便不软不硬，呈金黄色。从医学角度来说，这属于健康大便。

✿ 偏方其实不神秘

核桃仁含有丰富的脂肪油，能软化大便，使肠道通畅。同时，核桃仁还含有大量粗纤维素，这些纤维素进入肠道后会充分吸收水分，然后膨胀，并促进肠蠕动，这样就能使大便顺利排出了。

瘙痒小病好解决，乱涂乱抹要杜绝

韩秀在外贸公司上班，她结婚已经一年多了，但是由于工作繁忙，一直没有要孩子。后来因为担心年纪太大影响怀孕，所以韩秀决定辞职，专心在家里备孕。

韩秀的努力很有成效，3个月之后，她就怀上了宝宝。怀孕前3个月，小宝宝各项情况都非常正常，这让韩秀非常开心，她每天都会进行必要的锻炼，还对胎儿进行音乐胎教，希望能生出一个聪明活泼的宝宝。

最近几天，她却出现了一些小状况，皮肤发痒，但是并没有明显的皮疹。

瘙痒问题从何来

韩秀夫妇到医院检查，诊断结果为孕期皮肤瘙痒。我告诉她不必担心，这不会影响孩子的健康。韩秀并不放心，接着问："大夫，您说会不会是妊娠期丘疹性皮肤炎？我查阅了书籍，书上提到这种疾病会影响孩子的健康。"

我说："这种担心是没有必要的，不是妊娠期丘疹性皮肤炎。那种病发生的几率非常低，而且发病的时候全身都会起疹子，丘疹小而坚硬，呈圆锥形或半球形隆起，一般为红色。的确，这种疾病对胎儿有极大的不良影响，可能造成胎儿流产或死亡。"

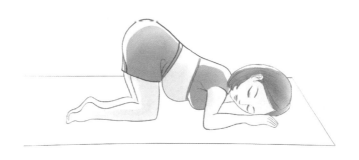

韩秀问："有什么办法可以治疗我这种皮肤瘙痒症吗？当然，治疗的前提是不能伤害到肚中的宝宝。"

"这样吧，你现在处于怀孕中期，我并不主张用药，我给你开一个小方子。"我说。

中药外洗方

黄柏、蛇床子、苦参、地肤子、白鲜皮、防风各15克，丹皮20克，茵陈蒿20克，生地30克。将上述中药加水浸泡30分钟，煮30分钟；将药汁倒入干净的盆中，取适量擦洗皮肤，每日1～2次。

我又嘱咐她在治疗期间，饮食以清淡为主，忌辛辣物、海鲜；多吃新鲜蔬菜、水果；注意休息，缓解心理压力。

偏方其实不神秘

上方中苦参、黄柏清热燥湿，地肤子、白鲜皮、蛇床子燥湿止痒，茵陈蒿清热、利湿，丹皮、生地凉血止痒，防风祛风解表止痒。

我再次叮嘱韩秀夫妇："千万不能用指甲用力抓，以免造成感染；不要用热水擦烫患处，也不要用肥皂水刺激皮肤。"

过了几天，韩秀到医院做检查，顺便到我办公室坐一坐，她非常高兴地对我说："大夫，你的方子真管用，我的病症完全消失了。"

巧除妊娠纹，鸡蛋清有效

王洁是一名舞蹈老师，她对舞蹈非常痴迷。可怀孕对于这样的女性而言简直是一场"噩梦"。随着孕期的增长，王洁的肚子一天比一天大，以前迷人的小蛮腰消失了，原本细腻的皮肤上也出现了粉红色的不规则裂纹。这让王洁非常难过，担心因为生育而毁掉以后的艺术道路，于是每天都会向爱人诉苦。

随着孕期的增加，王洁肚子上的妊娠纹也越来越多，她终于无法再忍受了，于是在爱人的陪同下找到我，问我是否有什么解决的小妙招。

❋ 妊娠纹从何而来

"一般来说，随着宝宝不断的生长发育，孕妇子宫会逐渐增大，肚皮鼓起，原来紧致的肚皮被不断地撑开。当肚皮撑大到一定程度的时候，皮肤纤维组织就断裂了，于是肚皮上面就出现了粉红色或紫红色的横向断纹，这就是我们常常提到的妊娠纹。很多女性朋友都知道，妊娠纹形成以后是很不容易消除的。"我向她解释道。

听到这里，王洁满脸愁容："那怎么办啊？要是生完孩子以后不能恢复，我还怎么跳舞，怎么见人啊！"王洁的眉头紧锁起来。

"其实啊，要想避免妊娠纹继续胀裂也不是没有办法，关键是平时要注意保养，而且需要长期坚持。

"首先，怀孕期间孕妇应补充丰富的维生素及矿物质，多吃水果和蔬

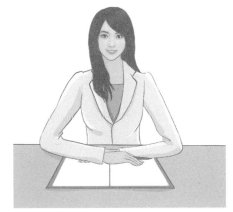

菜。其次，胶原纤维本身是由蛋白质所构成，如果蛋白质摄入量不足，会导致皮肤胶原纤维无法得到足够的养分，所以要多摄取蛋白质含量丰富的食物，可以吃些胶原蛋白含量丰富的猪蹄、羊蹄等，从而增加皮肤弹性，预防妊娠纹。"

鸡蛋清外敷

将腹部洗净后按摩 10 分钟，把鸡蛋清敷在肚子上，10 分钟后将其擦掉，再做一下腹部按摩。

❀ 偏方其实不神秘

蛋清有收紧皮肤的作用，持续使用不仅有助于祛除产后妊娠纹，还有助于体形恢复。

需要强调的是，皮肤干燥以及皮肤有瘙痒感的孕妇，产生妊娠纹的几率更大。如果能在孕后 3 个月至产后的 3 个月里，坚持每天用橄榄油进行皮肤按摩，可有效预防妊娠纹。

孕期黄褐斑，调理有妙招

在孕中期，不少女性都为自己脸上的黄褐斑而苦恼，更担心用药会影响宝宝的正常发育。我曾经接诊过一位病人顾青，她就是在孕期长了黄褐斑，可是现在皮肤细腻光滑，白白嫩嫩，让不少人都非常羡慕。

顾青是一家公司的文秘，每天的工作就是在办公室整理文案，工作很轻松，而且薪水不低。和其他爱美的女性一样，顾青特别在意皮肤保养。可是怀孕之后，顾青的皮肤发生了变化，脸上出现了很多黄褐斑。

❀ 黄褐斑从何而来

我安慰顾青："妊娠斑出现的原因主要是受孕后，垂体前叶分泌的泌乳素、促甲状腺素、促肾上腺皮质激素和黑色素细胞刺激素增多所致。这属于妊娠期生理性变化，不必过分担心，保持愉快的心情、充足的睡眠、合理的膳食最重要。"

首先，要多吃富含维生素 C 的食物，比如猕猴桃、西红柿、柠檬和新鲜蔬菜，这样可以加速新陈代谢，使体内废物尽快排出。其次，外出时一定要做好防晒工作，如戴墨镜、打遮阳伞、佩戴遮阳帽等。我又给顾青介绍了一个治疗黄褐斑的小偏方。

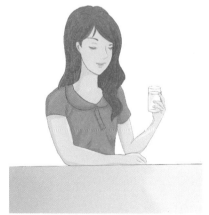

小偏方

白芷茯苓霜

将白芷、茯苓研成细粉，加入市售儿童面霜中拌匀，每晚睡前温水洗脸后涂擦，次日早晨洗净，两周为 1 个疗程。

❋ 偏方其实不神秘

我告诉顾青，白芷味香色白，为古老的美容药，可以改善微循环，促进皮肤的新陈代谢，延缓皮肤衰老。两个月之后的一天，顾青打来电话说："非常感谢您，您的方子太好用了。第一次用就感觉脸上非常舒爽。因为感觉不错，所以一直坚持，现在黄褐斑已经非常淡了，肤色也好多了，我感觉皮肤比以前更娇嫩了！"

孕期贫血须重视，大枣木耳是美食

邻居朱阿姨的女儿小美还有 3 个多月就要生产了，全家人非常高兴。然而这两次的孕检结果让家里人很是担忧：宝宝生长发育迟缓，而准妈妈也被诊断为贫血。

之前各项检查结果都是正常的，小美的身体情况也不错，为什么突然会出现这种现象呢？

朱阿姨和我的关系不错，所以她领着女儿来我家，让我看看怎么办才好。

我从朱阿姨的手里拿过了两次检查的化验单和 B 超单进行比对，化验单上前后两次的血清铁蛋白分别为 9.4 微克 / 升、10.1 微克 / 升，血红蛋白为 86 克 / 升、89 克 / 升，而 B 超显示胎儿比实际孕期小 1 周。我给朱阿姨的女儿号了号脉，发现她脉象迟缓，我便问她："你最近有没有感觉哪里不舒服啊？"

孕妇贫血从何来

她说："也没什么特别吧，只是最近我总感觉头晕晕的，浑身提不起劲儿，有的时候心里还发慌。"

我告诉朱阿姨说："不用太担心，调整一下您女儿的饮食结构，加强营养，贫血症状就会消失。怀孕中期，宝宝所需营养在增加，如果这个时候孕妇营养补充不足，尤其是缺乏铁元素的摄入，就容易发生贫血。轻微的贫血不会对宝宝造成影响，但是如果贫血严重了，宝宝极有可能会出现生长迟缓、胎动异常等现象。"

"原来是这样，需要吃点药吗？"朱阿姨担心地问。

"从化验结果来看，您的女儿属于缺铁性贫血，因此在以后的饮食中要多摄入含铁量丰富的食物。要知道铁是制造血红蛋白的原料，准妈妈身体内必须存储足够的铁，才能有效供给胎儿生长发育所需。"

"如何补铁？应该吃什么？"这个时候，朱阿姨的女儿开口了。

"可以适当多吃榛子、核桃、葵花子、栗子、花生、鸡蛋、全麦面包、豆类、猪肝、红肉、绿叶蔬菜和鱼肝油等，这些食物中铁元素的含量是非常丰富的。在此基础上，还可以多吃富含维生素 C 的水果或蔬菜，都有助于铁元素的吸收。"只要营养跟上了，宝宝自然会加快生长发育的速度。除了平时的调理外，我还有一些补血的小方子，坚持服用一段时间就能见效。"我拿出纸笔给朱阿姨写了几个小偏方。

小偏方

大枣黑木耳汤

水发黑木耳 30 克，红枣 20 克，煮汤服食，每次 1 小碗，每日 1 次。

蜂蜜龙眼肉

龙眼肉、大枣各 250 克，洗净放入锅内，加水适量，置于武火上煮沸，改文火煮至七成熟；加姜汁适量、蜂蜜 500 克搅匀；煮熟待凉，装瓶内封口。每次食龙眼肉、大枣各 6 ~ 8 粒，每日 3 次。

偏方其实不神秘

大枣滋补气血，黑木耳铁元素含量丰富，具有益气充饥、轻身强智、补血止血等多重功效，它们是治疗贫血的黄金搭档。龙眼肉补益心脾，养血安神，铁及维生素 B_2 含量丰富，是女性重要的调补食品。

朱阿姨拿着我给的方子很开心，临走之前我叮嘱小美日常饮食还要注意补充锌元素，可常食用苹果（每日 1 ~ 2 个）、蘑菇、香蕉、卷心菜等含锌量丰富的食物。

天然药材酸枣仁，孕期护孕大功臣

冬梅在一家公司担任销售部经理一职，工作业绩非常突出。如今冬梅怀孕将近 6 个月了，随着宝宝在肚子里一天天变大，她感觉自己的身体越来越虚弱，睡眠也越来越不好，白天工作打不起精神，朋友建议她找中医调理。一个周六的下午，冬梅找到了我。

冬梅告诉我，她睡眠质量很不好，稍微有动静就会被惊醒。这段时间，腹中原本安分的宝宝也开始淘气起来，每天晚上都会在她肚子里闹腾，这让她极为苦恼。

❀ 孕妇失眠原因多

看着冬梅担忧的样子，我安慰道："准妈妈睡眠质量不佳是由多种原因导致的。首先，睡眠姿势就会影响准妈妈的睡眠质量。准妈妈不宜采用仰卧位，而应该选择侧卧位，同时双腿蜷曲。这样可以减少下腔静脉的压力，保证血液流通顺畅。血液循环不良，胎儿会因为缺氧而感觉不舒服，从而导致胎动频繁，影响准妈妈睡眠。其次，随着宝宝在母体中不断成长，准妈妈的腹部逐渐变形，体重也开始增加，这导致准妈妈经常会感觉到腰酸背疼，翻身乏力。再加上此时的准妈妈开始尿频，频繁起夜影响睡眠。另外，有的准妈妈夜间小腿抽筋，甚至呼吸急促，这也是导致失眠的重要原因。"

听了我的话，冬梅非常苦恼："那怎么办？睡眠不好是不是对孩子影响特别大？"

"肯定是有影响的。睡眠不好不仅会导致准妈妈胰岛素升高，增加其孕期患上糖尿病的可能性，而且容易使其血压升高，导致分娩过程变缓，对宝宝顺利出生也会产生不利的影响。"我一边回答，一边给冬梅开列了治疗失眠的方子。

小偏方

酸枣白术粳米粥

酸枣仁 10 克，白术 10 克，粳米 50 克。酸枣仁、白术水煎取汁，放入粳米煮粥，调味即可食用，每次 1 碗，每日两次。

"就这么简单？"冬梅似乎有些不相信。我向她解释："在怀孕期间尽量避免药物治疗。睡觉之前可以喝一些加了蜂蜜的牛奶，这样有助于身体分泌胰岛素帮助睡眠；另外，平时可适当多食用具有补心安神作用的食品，如百合、莲子、龙眼、大枣、小麦、核桃等，对提高睡眠质量有很大的帮助。在冬梅离开之前，我又仔细地叮嘱她，不管睡眠质量如何，最好不要吃安眠的药物，因为安眠药对胎儿和准妈妈的身体都有一定的副作用。

偏方其实不神秘

酸枣仁味酸、性平，归肝经，有安神助眠的功效。中医方剂中有一个著名的安神名方叫酸枣仁汤，由酸枣仁、茯苓等中药组成，酸枣仁在方中充当君药，主治阴血不足而导致的失眠。

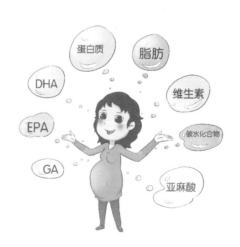

孕妈妈腿抽筋，芍药补钙可放心

老同学孙振毕业之后去了一家外企公司，因为能力突出，所以受到了领导的重视。因为一直忙事业，结婚之后也没将要孩子的事情提上日程。在老人的催问和劝说下，孙振夫妻不得不将生孩子的事情提上日程。

❋ 抽筋问题从何而来

没有多久，孙振的爱人就怀孕了。但是问题也随之而来。一天早晨，我接到孙振打来的电话："老同学，我老婆出现了一些问题，昨天晚上吓坏我了，一晚上小腿抽筋好几回，我心里特别担心。"

"其实没有必要过多担心，大部分的准妈妈都会有小腿抽筋的经历，胎儿的骨骼生长很快，对钙的需求量很大。如果孕妇钙吸收不足，就会出现手足麻木、腰背酸疼、小腿抽搐等现象；严重缺钙还会引发胎儿先天性佝偻病。所以补钙很重要，一定要引起重视，不可马虎。"我解释说。"嗯，这下我清楚了，一定不能再大意了。在日常饮食中，还有什么需要注意的吗？"孙振接着问。

我接着说："补钙可以从药补和食补两方面进行，现在主要提倡食补，可以多吃一些含钙和维生素 D 丰富的食物，如豆制品、牛奶、海产品、绿叶蔬菜等；常喝酸奶，对钙的吸收很有帮助。另外，如果缺钙严重，那么就要在医生指导下通过药物进行补充。另外，我介绍两个缓解抽筋的小偏方。"

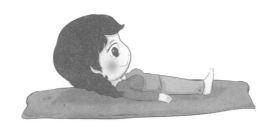

小偏方

简易按摩方

小腿抽筋时，要马上找个凳子坐下，用手紧紧扳住抽筋那条腿的前脚掌；让小腿尽力蹬直，并且用双手用力往回拉前脚掌，使脚与大腿呈90°，这样就能缓解疼痛；随后再按摩小腿僵硬的肌肉。注意，不方便的时候需要家人配合，不可大意。

芍药甘草汤

取白芍20克、甘草10克，冲泡代茶饮。

❋ 偏方其实不神秘

药理研究表明，甘草、芍药有解热抗炎、镇静镇痛、松弛平滑肌的作用。此方可以应对多种急性疼痛，特别是平滑肌痉挛引发的抽筋和疼痛。

孕期牙疼不要慌，内服外用效果好

周建英今年 27 岁，怀孕已经 7 个多月了，她对我说："大夫，因为我之前非常喜欢吃甜食，所以妊娠 30 周时患上了龋齿。现在牙龈肿痛，半个脸都肿了起来，疼得我坐立不安。我爱人带我去了很多医院，没有一家愿意给我治疗。虽然牙疼不是大病，疼起来真要命。"

❋ 牙疼问题从何来

孕期会出现几种常见的牙周问题。

第一种是妊娠牙龈炎。孕期内分泌变化，使得牙龈充血肿胀，刷牙时极容易出血，偶尔还会感觉到牙痛。第二种是妊娠瘤。这种情况比较少见，一般发生在怀孕中期。妊娠瘤是牙周炎与毛细血管增生引发的鲜红色肉瘤，大小不一，生长速度较快，一般出现在两相邻牙齿间的牙龈尖端。一般情况下，妊娠瘤是没有必要治疗的，会随着激素的正常分泌而消失。

孕期出现牙疼的时候，可以切一小片生姜含在嘴里，或者常用温水漱口。另外，我给她推荐了两个缓解牙疼的小偏方。

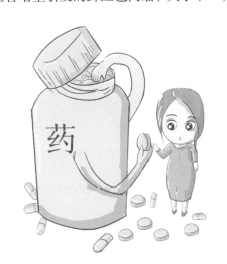

小偏方

内服兼含漱方

鲜丝瓜两条切块，加水煎汤，待丝瓜烂熟，加入鸭蛋清1个烧熟，加入调料服用，适用于牙痛伴牙龈红肿。另外可用浓茶水、清盐水或者薄荷水频频含漱，适用于各种原因引起的牙痛。

按压合谷

对合谷穴（在大拇指和食指的虎口间，离虎口边缘2～3厘米）进行按压，或是用大拇指直接按压牙疼一侧的脸颊。

良好习惯最重要

首先，要做到饮食有节。饮食以清淡为主，多吃水果蔬菜；多喝奶制品既可补充钙质，也能起到保护牙齿的作用。

其次，保持口腔卫生。养成"早晚刷牙，饭后漱口"的习惯是非常重要的；每天可以用淡盐水漱口，最好每天漱口3次。如果牙龈炎症很严重，建议用过氧化氢液（浓度为1%）或生理盐水冲洗牙龈。

最后，孕妇应该保持情绪稳定。平时爱生气上火的孕妇，喝豆浆的时候可以放入少许盐，这样能够清火。

口腔溃疡怎么办，小小药方功效大

　　王倩是个性格开朗的人，但是最近她却一直愁眉不展，在朋友的介绍下到我这里诊病。

　　王倩说："我怀孕将近 4 个月了，两周前得了口腔溃疡，这让我很是痛苦。吃饭时痛，刷牙时痛，就连大笑时也痛。"

　　我告诉王倩："口腔溃疡是较为常见的孕期反应。"

❋ 口腔溃疡从何而来

　　孕期口腔溃疡多是孕期过分进补所致，另外，母体维生素缺乏、精神紧张也可导致口腔溃疡。

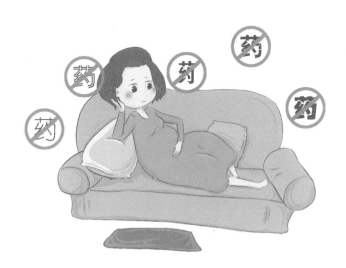

小偏方

核桃壳疗法

取 30 ~ 50 克核桃壳熬水喝，每天早晚各服 1 次。

维生素外涂法：将维生素 B 研成细粉状，用适量香油调匀，涂于溃疡表面，每天 4 ~ 6 次，连用 2 ~ 3 天。

维生素 E

用针刺破维生素 E 胶囊，将药液挤出涂于口腔溃疡处。每天用药 4 次，于饭后、睡前用，一般 3 天可愈。

菜籽疗法

取白萝卜籽 30 克、芥菜籽 30 克、葱白 15 克，放在一起捣烂，贴于足心，每日 1 次，可治口腔溃疡。

其实正常的溃疡是可以自行痊愈的，如不愈反重，或两周以上症状依然没有减轻，有可能是因为其他疾病引起，应该及时到医院就诊。

口腔溃疡日常保健

我建议王倩："心理调节是第一位的，其次是饮食的调节。"

脾气不好的人应该学会调节自己的情绪，宽容自慰，与人和睦共处。吃得太饱容易患口腔溃疡，尤其是对于消化不良者，因此最好是遵循少食多餐原则。注意口腔卫生，应做到早晚刷牙，饭后漱口。

孕妇补充叶酸是非常重要的，不但可以起到预防、治疗口腔溃疡的作用，还能最大程度降低妊娠反应。孕期切勿盲目用药，因为大部分治疗溃疡的药物中都含有抗生素等消炎成分。

孕期女人记性差，鱼肉健脑功效良

王艳在一所学校当老师，教高二年级的历史。王艳虽然只有 28 岁，但她却是单位的教学能手。现在王艳怀孕已三个多月，虽然有非常严重的早孕反应，但她一直坚持给学生们上课。

最近王艳感觉有些力不从心，原本备得好好的课，到了讲台上却不知道该讲什么了。有很多的知识点都被她遗漏了，无论她事后如何反思，脑袋当中却是一片空白。以前学生上她的课都很开心，可是现在他们却不知道她在讲什么，为此王艳感到非常失落，再上课时也缺少自信了。因为这些问题，王艳到我这里就诊。

❀ 记性变差有缘由

听了王艳的叙述，我很理解她的心情。我耐心地安慰她："这种健忘不是病理性的，而是孕期正常现象。怀孕期间，胎宝宝会在母亲体内汲取大量的 DHA。因为妈妈体内大部分的 DHA 都输送给了宝宝，自然会有记忆力减退的现象。俗话说"一孕傻三年"也就是这个道理。记得我怀孕的时候，有一段时间也是和你一样，但是只要耐心、合理地进行调整，这种情况会逐渐消失的。"

"你现在出现健忘现象表明孩子生长发育非常迅速。大家都知道准妈妈容易腿抽筋是因为胎宝宝抢走了母亲身体里面的钙，却不知道健忘的毛病是因为体内的 DHA 让胎宝宝吸收了。所以孕妈妈一定要及时补充 DHA，不但可以防止健忘症的发生，也可为胎儿的发育提供更充足的营养，有助于孩子出生之后变得更聪明。"

"大夫，那要吃什么才能够补充 DHA 呢？"王艳问。

我告诉她："首先，就是要保证营养的均衡，在日常生活中可以多吃一些鱼肉。我这里就有一个补充脑力的方子，你可以试一试，材料也很简单。"

小偏方

鱼头健脑汤

天麻10克，白芷10克，草鱼头1个，生姜两片，盐少许。先将鱼头清洗干净，去鳃；放入油锅，待油热后将鱼头煎至金黄色，取出备用；将准备好的白芷、天麻、生姜洗净，把这些调料放入炖盅，再将鱼头放入炖盅，加清水适量，炖盅加盖；文火炖40分钟，放入调味料就可以食用了。

❀ 偏方其实不神秘

鱼头的主要作用是健脑提神，对于孕期健忘有一定疗效。当然，也可以在药店购买孕妇专用的含有DHA的产品。

"嗯，好的，我记下了。除了要吃DHA外，生活中还有什么细节需要注意呢？"王艳紧张地问道。

"不必担心，在日常生活中主要应注意以下几个方面。"我回答。

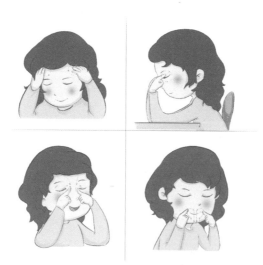

❀ 恢复记忆，几个方面要牢记

首先，劳逸结合很重要。在工作之余，适当的运动是必不可少的。须知，生命在于运动，这样不仅能够让精力变得旺盛，同时也为孩子的顺利出生打下良好基础。有时间可以多听听轻音乐，能缓解紧张情绪，不但能起到胎教的作用，也能改善自身的记忆力。

其次，心情一定要舒畅。不能让自己有太多的压力，做任何事情都应该放慢速度。

另外，充足的睡眠也是非常重要的。可以在睡前做松弛运动、洗温水澡、听音乐，让精神放松下来。

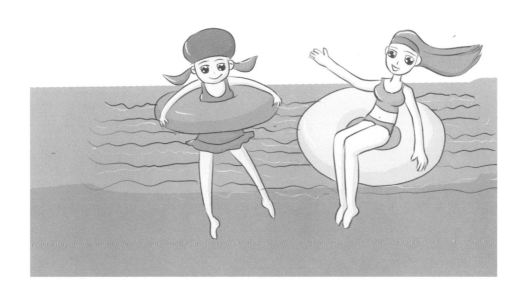

身上红点四处起，激素正常没关系

朱燕是女儿的语文老师，也是我的小学同学。朱燕不仅人长得漂亮，而且很敬业，对学生们非常关心。前几天女儿和我说悄悄话："妈妈，我告诉你一个小秘密，朱老师的肚子里有个小宝宝。"

"既然朱老师肚子里已经有了新生命，那你们以后千万不要气朱老师，否则肚子里面的小宝宝也会生气的。"我对女儿说。

没过几天，朱燕就给我打来了电话。我开始以为是女儿调皮犯错误了，接起电话就说："燕燕，是不是我家的捣蛋鬼惹你生气了？真是对不起，这孩子太顽皮了，等她回来我会教育她的。"

"不是的，老同学，最近你家孩子可听话了，是我有点事情想要麻烦你。"听她这么说，我松了一口气，赶紧说："燕燕，有什么需要帮忙的，你尽管说。"

"是这样，我现在怀孕已经有三个多月了。前几天刚做了孕检，检查结果一切正常。可是我最近发现腿上起了很多红色的小疹子，起初以为是痱子，可是情况越来越严重，有时很痒，我也不敢抓挠。这是怎么回事，会影响宝宝的发育吗？"

"这样吧，燕燕，你什么时候方便，我们可以约一个时间看看。"

"好吧，我明天去你们单位找你。"朱燕非常痛快地回答。

第二天下午，朱燕来到我的科室。我给她进行了细致的检查，发现她的腿上有些米粒大小的红疹，呈片状分布。

❀ 红疹从何而来

其实这是孕期比较常见的妊娠皮疹，皮疹起初在四肢部位出现，之后会逐步扩展到全身。它与体内激素分泌有很大的关系。对胎儿无不良影响。

"那我就不担心了。但是疹子太痒了，又不能抓，真不好受。老同学，能给我开点止痒的药吗？"

"怀孕是女性最为特殊的时期，这一时期我们不建议使用药物，不过倒是有止痒小偏方，温和安全，你可以试一试。"我说。

小偏方

五味消毒液

蛇床子、地肤子各 15 克，苦参 30 克，黄柏、蝉蜕各 15 克。将上述药材加水煎煮，再将汁液倒入盆中，趁热熏蒸患处，等水温下降之后用干净的纱布或是小毛巾擦洗患处。可以在每天睡前擦洗 1 次，每次时间不要超过 20 分钟，连续使用 1 周。

偏方其实不神秘

五味药相配，有祛风止痒、清热解毒之效，对红疹瘙痒有很好的疗效。

为了有效缓解瘙痒，我又给朱燕提出了以下几点注意事项：

① 避免阳光直晒而出汗，出汗之后要用毛巾擦拭干净。

② 衣着宜宽松舒适，衣服最好穿棉质的，吸汗效果好。

③ 不要用热水烫洗患处，这样不但无法止痒，还会让病情更加恶化。

④ 洗漱时尽量不用对皮肤有刺激的肥皂或沐浴液。

过了几天，我给朱燕打电话询问病情，朱燕高兴地说："太谢谢了，我的老同学，小偏方效果真不错，瘙痒症状已经消失了。"

第四章

产后小偏方，
产后调理有良方

恶露不尽，喝山楂红糖饮

陈女士剖宫产后 3 个月，阴道仍有淡黄色脓样液体流出，被诊断为恶露。正常情况下，一般在产后 20 天内，恶露即可被机体排除干净；反之则为"恶露不尽"，若不及时治疗，迁延日久，则可引发其他疾病。

❀ 恶露不尽的类型

中医认为气滞血瘀、气虚不能摄血、阴虚血热均可导致恶露不尽。恶露不尽的治疗当以补虚和祛瘀为主要原则，下面就给大家介绍几款治疗产后恶露不尽的食疗方。

小偏方

山楂红糖饮

鲜山楂 30 克，红糖 30 克；把山楂清洗干净，切成薄片，晾干后备用；锅中放入清水，用旺火将山楂煮至烂熟；放入红糖后微煮，出锅后即可食用，每日两次。

小米鸡蛋红糖粥

鸡蛋 3 个，新鲜小米 100 克，红糖适量；先用清水洗米，然后在锅中加入足量清水；烧开后加入小米，煮成粥后打入鸡蛋煮热，放入少许红糖即可食用。

小偏方

藕汁饮

鲜藕一小节，白糖20克；先把藕节清净，然后用榨汁机榨取藕汁；饮用时放入少许白糖即可，每日1小杯；用于血热型恶露不尽。

❀ 偏方其实不神秘

山楂有开胃消食、活血化瘀功效，不仅能够帮助产妇增进食欲，促进消化，还有助于排除胞宫瘀血。红糖有益气补血、健脾暖胃、缓急止痛、活血化瘀的作用。这个方子适用于血瘀型恶露不尽。

藕汁有补脾养胃、凉血止血、消瘀散血的作用，中医认为其止血而不留瘀，对血热型产后恶露不尽有效。

小米营养丰富，是产后的滋补佳品，与鸡蛋、红糖一起食用，能够益气血，活血脉，适用于气血两虚型恶露不尽。

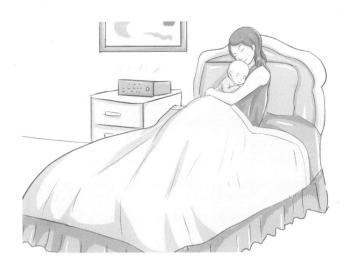

产后身痛，肉汤就能解决

杨女士今年 29 岁，一个月前刚生完孩子。月子期满的时候，她感觉全身关节疼痛。

杨女士的这种症状，中医称为产后身痛，是由于妇女在分娩时用力过大，出血过多，导致气血不足，筋脉失养；或因产后体虚，再感受风寒，风寒乘虚而入，侵及关节、经络，使气血运行不畅所致，也称为产后痛风。

❀ 产后为何会身痛

张仲景《金匮要略》云"新产血虚，多汗出，喜中风"，说的就是妇女产后体质虚弱，血脉空虚，风寒湿邪容易乘虚而入，而身体又无力抵御寒邪，使其积存于体内，侵袭全身经络、关节，导致周身和关节疼痛。

得了这种病，应该如何调理以缓解病情，防止其继续加重呢？下面介绍几款适合产后身痛者食用的药粥。

小偏方

当归生姜羊肉汤

当归 20 克，生姜 30 克，羊肉 500 克，黄酒、调料适量；将羊肉洗净、切块，加入当归、生姜、黄酒及调料，炖煮 1~2 小时，吃肉喝汤。

防风粥

防风 10 ～ 15 克，葱白两根，粳米 100 克；取防风、葱白煎取药汁，另用粳米煮粥；待粥将熟时加入药汁，再煮成稀粥食用。

小偏方

木瓜羹

木瓜 4 个，白蜜 500 克；将木瓜蒸熟去皮，研为泥，白蜜炼净，两味搅匀，用瓷瓶（罐）收贮。每日空腹时，木瓜羹用沸水调服，每服 1 ～ 2 匙。

黑豆泡酒

将 120 克黑豆用文火炒至半焦，装入容器中；倒入两斤黄酒，浸泡 7 天后去豆渣即成；每日服 3 次，每次服 30 克。

❀ 偏方其实不神秘

当归生姜羊肉汤是一道经典药膳，源自《金匮要略》，有补气养血、温中暖肾之功，适用于妇女产后气血虚弱、阳虚失温所致身痛。另外，此汤还可以治疗血虚乳少、恶露不止等症。方中当归补血调经，活血行滞；生姜性温散，既可助羊肉散寒暖胃，又可除羊肉之膻味；羊肉味甘、性温，能养肝补虚，善治虚劳羸瘦、产后虚冷、腹痛、寒疝等。

防风粥记录在中医妇科典籍《千金月令》中，适合产后因感受风寒而导致身痛的产妇食用。方中防风能祛风解表，胜湿止痛；对外感风寒、风湿痹痛、骨节酸痛等症有较好的疗效。

木瓜羹在古代营养学专著《饮膳正要》中有所记载，能够治疗风寒身痛之症。木瓜性温、味酸，入肝、脾经，具有消食、驱虫、清热、祛风等功效。

黑豆泡酒方之黑豆有补肾之功。妇女在生产过程中因耗散太多体力，失血过多，最容易损伤肾精。中医认为黑色入肾，所以黑豆补肾的功能最强。酒有通血脉、御寒气、行药势等作用，与黑豆合用，疗效更佳。

乳头皲裂，用蜂蜜来治疗

迟女士生下一个健康的宝宝。本来育儿是件十分快乐的事情，可是宝宝10个月大的时候，正在长牙期间，吃奶时喜欢咬妈妈的乳头，有一次用力过猛，竟把迟女士的乳头咬破了。迟女士只得忍着剧痛哺乳，但是伤口却迟迟不好。

❀ 乳头皲裂的原因

临床上有很多治疗乳头皲裂的方法，许多外用中药对伤口的愈合有良好的促进作用。例如，可采用生肌散加麻油调敷；或取黄柏、白芷各等份研末，用香油或蜂蜜调敷；哺乳前洗净。此外，还有一个治疗乳头皲裂的中药外敷方，经临床验证效果良好。

小偏方

硼砂蜂蜜糊

硼砂30克，槐花蜂蜜40克，甘草5克；先将硼砂、甘草研细，再放入蜂蜜调成糊状。使用前用热毛巾温敷患处，用医用棉签蘸硼砂蜂蜜糊涂敷患处，盖上一层无菌纱布，用胶布固定。哺乳前将乳头清洗干净，哺乳后再涂，每日换药4~6次。

❀ 偏方其实不神秘

硼砂有清热解毒、去腐生肌功能，且无刺激性；蜂蜜对创面有收敛、营养作用；甘草味甘、性平，能清热解毒，调和诸药。此方可润肤生肌，促进创面愈合。

乳汁不畅，下乳有妙方

尹女士产后乳汁严重不足，尽管她每天都坚持让孩子吮吸乳头，可是孩子还是常常因吃不饱而哇哇大哭，有时吸吮很长时间，孩子还不肯松口。尹女士十分着急，怎样才能让乳汁变得丰富起来呢？

❀ 为什么会乳汁不畅

产妇乳汁不畅的原因主要有两种。一种是产妇身体素质好，乳汁丰富，只是因为产后乳房的经络一时未通。在这种情况下，产妇的乳房会胀得厉害，疼痛难忍；其治疗原则是疏通经络。另一种原因是产妇气血虚弱，血不生乳，其治疗原则是补气养血。

小偏方

丝瓜生乳粉

丝瓜10条，核桃仁60克，黑芝麻120克，红糖60克；将丝瓜焙干，与核桃仁、黑芝麻、红糖一同捣碎，研成细末；每日取6克药末用水煎服。

酒熏胡椒

取胡椒50粒，将其放入装有适量白酒的大酒壶内，隔水煎开；用壶嘴的蒸气熏乳头，乳汁即出；适用于各种原因所导致的乳房肿痛、乳汁不出。注意，不要让热蒸气灼伤皮肤。

小偏方

花生黄豆红枣汤

黄豆 50 克，花生 50 克，大枣 50 克，清水 1000 毫升；将黄豆洗净并泡发，花生洗净备用，大枣用温水泡开、洗净；将三种食材放入锅内，加入清水，大火煮开，小火炖至花生、黄豆熟烂即可；日服两次，治产后缺乳。

偏方其实不神秘

丝瓜生乳粉能通络下乳，解毒清热；治产后经络不畅、乳汁不足。方中丝瓜性寒、味甘，能通经络，活血脉，下乳汁。

胡椒辛温行气，白酒活血理气，两者合用，可理气活血，通经下乳。

花生黄豆红枣汤能补脾养血，通脉增乳，主治产后乳汁不足。

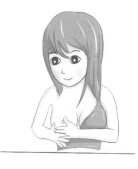
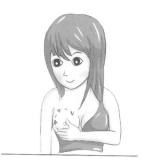

哺乳期得了乳腺炎，蒲公英是好帮手

张婷刚出月子，本以为可以放松一下，却感觉乳房胀痛，用手按压乳房能摸到硬块儿，同时还有乳汁减少的迹象，于是张婷到我这里治疗。

急性乳腺炎从何而来

听完张婷的叙述，我仔细观察，发现她舌苔黄腻，脉弦数，属于气血瘀滞型急性乳腺炎。张婷惊讶地问："我平时非常注意个人卫生，怎么会得乳腺炎？"

我告诉张婷，急性乳腺炎并非只与个人卫生习惯有关。产妇哺乳容易导致乳汁郁积，而乳头上的皮肤很细嫩，当婴儿用力吮吸时，很容易导致乳头破裂，

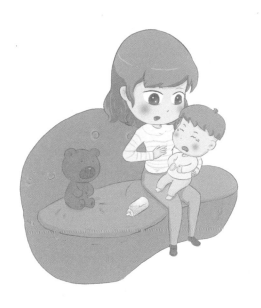

此时细菌乘虚而入，引发乳腺炎。

我告诉张婷她的症状不是很严重，如果急性乳腺炎过于严重，会造成乳房组织大面积坏死，并引发高烧，这种情况对母亲和宝宝都是非常不利的。现在张婷正处于哺乳期，如果服用药物，药物可进入乳汁，影响婴儿健康。所以，我推荐张婷采用食疗的方法治疗，既安全又有效。

小偏方

蒲公英粥

蒲公英 60 克，金银花 30 克，粳米 50 ~ 100 克。先煎蒲公英、金银花，去渣取汁，再入粳米煮成粥。任意服食。

金针猪蹄汤

干金针菜 24 克，猪蹄 1 只。金针菜与猪蹄加水同煮，吃肉喝汤。每日 1 次，连服 3 ~ 4 次。清热消肿，通经下乳；适用于乳腺炎、乳汁不下。

偏方其实不神秘

蒲公英清热解毒，是治疗乳腺炎的要药；金银花清热解毒，是治疗痈疮之"圣药"。乳腺为肝经所过，肝经气滞血瘀则化热，进而变生炎症。金针菜能疏肝、理气、清热；猪蹄则有通乳功用。

产后腰酸别紧张，几种偏方有帮助

马然刚出月子半个月就到单位上班了，可是工作没几天，她就感觉自己总是腰酸背疼，精神不振。同事们建议马然赶快看医生，于是马然来到我这里就诊。

❀ 为何出现产后腰酸

我仔细观察马然的神色，发现她气色不佳，舌苔薄、舌质红；把脉之后又发现其脉象沉细。于是，我进一步询问其症状。马然说她睡眠质量很差，入睡后总是出冷汗。我告诉马然她的情况属于肾虚血亏所导致的产后腰疼。

我告诉马然，想要改善目前的状况应该以益气补血、滋阴养肾为出发点。因为马然还处于哺乳期，最好采用食疗方法来调理。我建议马然试一试当归生姜羊肉汤，并嘱咐她一日食用两次，空腹食用效果佳。

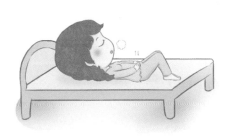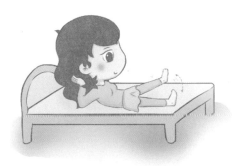

小偏方

当归生姜羊肉汤

将当归、生姜清洗之后切片，羊肉洗净之后放入开水中焯一遍，取出之后沥干水分，切成块状；将准备好的羊肉、生姜、当归和黄酒一起放入锅中，大火烧开之后取出浮沫；然后转小火慢炖，直到羊肉软烂。羊肉补体虚，生姜散寒，当归补血，三种食材相辅相成，可以有效治疗女性产后腰疼。

更多防治腰疼方案

逆行治疗

如果腰疼不是很严重，可以尝试着倒退行走，并且最好保持膝盖部位不出现弯曲，手臂前后自由摆动。每次可以行走两百步左右，每天坚持两三次，半个月之后就可以缓解腰疼。

穴位按摩

用拇指或食指按摩大腿后方、小腿肚、内踝等。每个穴位按摩 1 分钟左右，当感觉到酸麻时可以换一个位置。每天按照三餐时间进行按摩，可以有效缓解腰疼。

抖腿治疗

站在地上或者坐在椅子上，也可以躺在床上，放松身体。双手按压大腿后方，然后左右抖动双腿。每次坚持一两分钟，一有空就可以做。

产后贫血不用愁，补血养血有好方

3个月前，朋友打来电话，说她女儿晓敏生了一个男孩，宝宝一切正常，但是晓敏患上了产后贫血。

产后贫血危害大

产后贫血对产妇的身体恢复非常不利。分娩过程已经消耗了母体大量的能量，这个时候如果母亲又出现贫血，必定会导致产褥期延长，甚至会降低机体免疫力。

产后贫血常出现乏力、头晕等症状，严重者可能导致子宫脱垂、内分泌紊乱、月经推迟。

朋友听了着急地说："你是大夫，开个补血的方子吧，这样我才能放心。"

我给朋友推荐了治疗产后贫血的方子，这个方子在临床实践中效果不错。

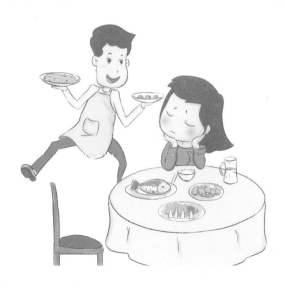

小偏方

脊骨调味煲

猪脊骨、莲藕各 750 克，生地 100 克，红枣 10 个。生地、莲藕、红枣（去核）洗净；猪脊骨洗净、斩件；把水烧开，放入全部食材，武火煮开后改文火煲 3 小时，调味食用。养血和血，润色美肤；用于血虚血燥，面色无华，病后、产后贫血等。

🌸 偏方其实不神秘

生地味甘、苦，性寒，能滋阴养血。熟藕性微温，能补脾益血，生肌润肤；《食疗本草》认为它有"养神，益气力，除百病"的作用。猪脊骨内有猪脊髓，味甘、性平，能滋阴益髓。红枣甘润，健脾养血。几味食材合而为汤，血虚可补，血瘀可散，血燥可润。注意，贫血严重者宜用熟地代替生地，并加桂圆肉。另外，此汤性大补，感冒未愈者慎用。

产后涨奶怎么办，麦芽回奶保平安

梁女士不久前生了一个男孩，幸运的是她奶水非常
充足，不仅能满足孩子的需求，每天还富余很多，涨得
厉害的时候她便将奶挤掉。后来回归工作岗位，她只得
给孩子断奶。

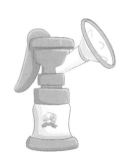

为何产后涨奶胸部痛

回单位工作之后，梁女士依然感觉乳房非常涨，奶水经常流出来将衣服浸
湿，每天要去卫生间清理好几次，这让她非常苦恼，于是找到我。与梁女士交
谈之后，我明白了她的意图。于是，我给梁女士介绍了一个快速回奶的方法。

小偏方

麦芽茶饮

将50克麦芽放入锅中，加入适量水，先浸泡半个小时，然后以
大火煮沸，再以文火煎煮半小时；过滤掉渣滓，取出300毫升汁液，
代茶饮。日常饮用，1日3次，服用两天就能见效。

梁女士按照我说的方法去做，第二天涨奶的情况就有了明显好转。再服用
一天，奶水就不再往外溢了。

偏方其实不神秘

中国古代，女性就是利用麦芽来回乳的。明代《滇南本草》就有"麦芽治妇人奶乳不收、乳汁不止"的记载。麦芽中含有着一种麦角胺类化合物，具有抑制催乳素合成的作用。一位女性如果患有"高催乳素血症"，医生就会让其服用大剂量的麦芽，几天之后，她血液中的催乳素浓度就会下降。研究还表明，麦芽当中的维生素 B 的主要作用是促进大脑中多巴胺的生成，从而抑制催乳素的产生。因此临床上，医生经常使用维生素 B 对产妇进行回乳。

需要注意的是，必须要使用大剂量麦芽，才会发挥回乳的功效。如果所用剂量不够，不但不能回乳，反而还能催乳。中医有一句话叫"中医不传之秘在于用量"，可见，用量的多少是绝对不能马虎的。

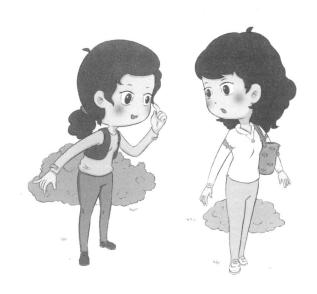

第五章

小偏方调情志，

心情好，容貌会更好

焦虑不安，巧用药粥来调理

陈女士在一家出版公司上班，6个月前刚生下宝宝。短暂的产假结束，她只得去上班，孩子交给爷爷、奶奶带。她刚回到工作岗位，有些不适应；另外孩子小，容易生病，她时常挂念，所以上班时不能完全集中精力。时间一长，她竟然出现了难以缓解的焦虑症状，晚上总是失眠，身心疲惫，痛苦不堪。

❀ 焦虑不安有缘由

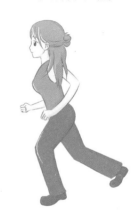

中医认为很多情况下，焦虑症与肝郁化火有关，患者会出现烦躁、善恐、不寐、惊悸等症状。中医治疗焦虑症，注重根据患者的具体症状对症下药，以安神为主，同时兼顾舒肝健脾，益肺补肾。

小偏方

百合食疗方

百合30克，黄花菜30克，山药30克；将小米洗净，百合、黄花菜泡发；将山药削皮，切小丁后浸水中；将小米放入凉水中煮开，再入山药，大火煮开后改小火；等粥浓稠时放入百合、黄花菜，再煮8分钟左右即可。

果仁巧克力

腰果、杏仁、花生仁各20克，巧克力100克；将上述果仁切碎，在锅内翻炒至微黄；将巧克力切碎，以隔水加热的方式融化，但不宜超过40℃；将碎果仁放入巧克力酱中拌匀，倒入模具中，冷却后即可食用。

偏方其实不神秘

百合能清心除烦，宁心安神，对神经衰弱、记忆力减退、失眠多梦、头目晕眩、心情烦躁等均有疗效。

黄花菜即金针菜，又名忘忧草、疗愁花、萱草。黄花菜在我国栽培历史悠久，既可作为花卉观赏，又可食用，有"席上珍品"之美誉。黄花菜能安神明目，睡前吃一点黄花菜，能促进睡眠。

山药能平补脾、肺、肾，温而不燥，营养丰富，长期食用可安神助眠，强身健体。

小米味甘、咸、性凉，入肾、脾、胃经，具有补益虚损、清热解渴、和胃安眠等功效。

此外，医学研究发现，水果、蔬菜对缓解焦虑情绪有很大帮助，焦虑症患者不妨多食用香蕉、柚子、菠菜、樱桃、南瓜等果蔬。

腰果、杏仁、花生仁中含有抗抑郁营养素，巧克力所含咖啡碱等成分具有抗抑郁、兴奋神经的作用，能让人产生幸福、快乐的感觉。

胸闷气短，偏方帮你缓解

小刘大学毕业后在一家公司上班。她进入职场时间不长，工作经验欠缺，而她的顶头上司是个非常苛刻的人，总是爱挑她的毛病。小刘是个性格内向、谨小慎微的人，凡事喜欢闷在心里，工作的压力使得她喘不过气来。时间一长，她出现了失眠症状，夜里两三点才能睡着，常常在睡梦中惊醒，感觉胸口憋了一股气，连气都喘不上来。

为何胸闷气短

其实，小刘这种症状就是中医常说的胸闷气短。中医认为本病的发病原因有以下几种：

一是肝郁气滞。中医的肝有控制情绪、调畅气机的功能，肝气不舒会导致胸闷。小刘的症状，就是由于不良情绪压抑在心中，致使肝气不畅而造成的。女孩子往往情感细腻，遇到不顺心的事容易生闷气，从而导致胸闷气短。

二是心火太旺，或过食肥甘厚味，使体内痰湿阻滞，肺气不宣而导致胸闷。

三是食积。不消化的食物积存在肠胃中，导致气机不畅，引起胸闷。

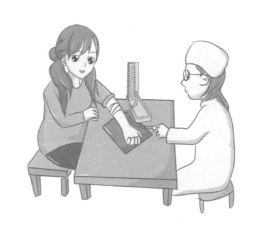

按摩内关穴

内关穴在人体上臂，手腕横纹上两寸，掌长肌腱与桡侧腕屈肌腱之间；宜常按，每次按摩5分钟。

丹参汤

将少许丹参（不超过35克）放入1000毫升水中煮沸，再用小火熬30分钟，待温后饮用，症状较重者可将水量减半；每日分两次代茶饮，连服3日。

❀ 偏方其实不神秘

内关穴是心包经的要穴，其深处有一条叫正中神经的粗大神经通过，用力掐此部位可以开胸解闷，调畅气机。

常言道：一味丹参饮，功同四物汤。丹参具有活血祛瘀、养血安神的功效，可缓解胸闷气短、烦躁不安等症状。

甘麦大枣汤专治脏躁症

故事发生在北宋年间。有一天雨后放晴，京城名医王怀隐便到后院查看晾晒的中药材，这时来了一位急症病人。那病人的丈夫向王怀隐恳求道："王先生，我娘子近来不知何故，常常发怒，哭笑无常，整日心神不宁，有时甚至还伤人毁物。今请先生施恩，为她除病驱邪！"王怀隐切了切那妇人的脉，又问了几句病情，捋须笑道："不必惊恐，此乃妇女脏躁症也。"言毕，信手开了一方。五日后，那妇人偕丈夫同来拜谢王怀隐："先生真是药到病除，不愧为杏林名医呀！"

先不说这味药是什么，这个故事中那名村妇得的病其实就是中医学上所说的脏躁症。这种病在东汉名医张仲景的《金匮要略》中有所提及，其症状表现为悲伤欲哭、心中烦乱、精神恍惚、不能自主、失眠多梦等。

❀ 脏躁症的由来

脏躁症最常见于更年期妇女，这个年龄段的妇女由于阴血亏虚，阴阳失调，气机紊乱，容易患上脏躁症。现代都市女性由于精神压力大，长期熬夜又缺乏运动，易导致阴精耗损，虚火上炎，年纪轻轻就患上这种病症。

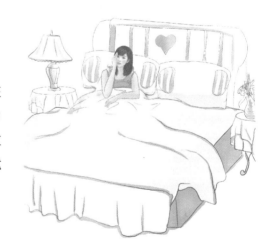

小偏方

甘麦大枣汤

取甘草 15 克、大枣 15 克、带皮小麦 40 克，煎汤服用；两碗水熬至一碗即可；每日 1 剂，1 周为一疗程。此方煎煮时间不宜过长，因为本方是用带皮小麦的甘凉之性来缓解肝脏郁热，如果小麦久煎皮破，会变寒为温，使药效降低。

百合莲枣甘草粥

取大枣 10 枚、干莲子 30 克、甘草 5 克、鲜百合 40 克（或干百合 20 克）、大米 50 克；先将大枣和莲子放入温水中浸泡半小时左右，甘草用纱布包好；将纱布包与莲子一同放入锅中，加水煮至莲子半烂，把甘草纱包取出；另加大米、大枣，以大火煮沸，再加百合，改小火煮烂即可，可酌情加白糖等调味品；分早、晚两次温服，两周为一疗程。

✿ 偏方其实不神秘

小麦有养心气、和肝气之效，再配以甘草和大枣，可同时调理心、肝、脾三脏。现代药理学研究证实，甘麦大枣汤具有延长睡眠时间、镇静安神的效果。

第二个方子其实是从甘麦大枣汤变化而来的。百合可以清心润肺，益气安神；莲子可以养心宁神。相传古时候有一个村子闹饥荒，村民便把百合从地下挖出来当饭吃，结果发现它不但美味，还有丰富的营养和食疗功效，能润肺止咳，清心安神。后来百合就被医家作为药材写进医书里。

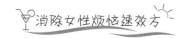

小妙招缓解紧张性头痛

现代生活中患紧张性头痛的人越来越多了。前不久，一位紧张性头痛患者来找我看病。这位女士今年30多岁，在一家大型通信设备公司担任会计。虽说这工作并不十分费脑子，但是因为公司规模比较大，人员多，所以每到月底的时候，杨女士的工作量就会剧增，有时候会忙得一整天都吃不上饭，晚上还要加班，有时候连周末休息的时间也搭上了。在这种强大的工作压力下，杨女士感觉有些吃不消了，有时候头皮像锥子扎着那样刺痛。

❀ 紧张性头痛的病因

紧张性头痛也叫肌收缩性头痛，头痛常发生在双侧枕部或整个头部，病人会感觉到肌肉有紧缩或压迫性疼痛。紧张性头痛患者尤以职场人士居多。这是因为这类人群的工作和生活节奏较快，其精神压力较大所致。

小偏方

按摩太阳穴

用双手中指按压太阳穴。顺时针方向揉7~8圈后再逆时针方向揉7～8圈；反复多次，坚持几天后头痛症状可大大减轻。

花椒水洗头

取50克花椒，水煎后用温热水洗头，每周2～3次。

❀ 偏方其实不神秘

　　太阳穴位于三叉神经和睫状神经节交会处。三叉神经负责传导头面部感觉，是对痛觉最为敏感的脑神经，所以按摩此处可缓解神经性头痛。

　　中医认为神经性头痛为头部外感风寒湿邪，邪气阻滞头部经络所致。花椒性温、味辛，为纯阳之物，能散寒除湿，温通经络，从而缓解头痛。

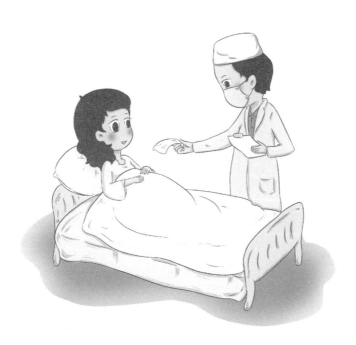

虚汗多汗，大枣汤帮你忙

自汗现象在中老年女性，尤其是更年期女性中比较常见。我有一个朋友小李，他的妈妈刚刚进入更年期，经常出汗如雨，冬天的衣服都能被汗湿透。全家人都为她的健康担心。

❀ 自汗多因心气虚

从中医角度来说，心之液为汗，心气虚不固汗则汗自出。因此自汗、出汗过多与心气虚不能固汗有关，小李的妈妈就是典型的心气虚证。

小偏方

乌梅浮小麦大枣汤

乌梅7克，浮小麦15克，大枣10枚；用干净的纱布将上述材料包好，放入锅内，加水煎煮；将药汁过滤出来，加入冰糖调服；1日1次，15天为一个疗程。

❀ 偏方其实不神秘

大枣可以补养气血，健脾和胃，是很好的保健食品，经常嚼食大枣可预防贫血。

乌梅有收敛、止汗功效。

浮小麦有止汗、除烦的作用。

失眠不可怕，几款药粥巧防治

　　我的一个堂姐今年才30多岁，是一家公司的总经理。创业初期她总是熬夜加班，老板很赏识她，大大小小的事情都交给她处理。如今她患上严重的失眠症，每天晚上折腾到早晨两三点才能睡着，可是早上5点就醒了，再也睡不着。因为早上还得正常上班，她感觉每天都头昏脑涨，注意力不能集中，工作效率很低。

❀ 熬夜是失眠的主因

　　熬夜对人体的伤害非常大。中医认为人卧床休息时，血归于五脏，五脏才能得到血液的滋养。"阳入于阴则寐"，阴阳相合，人才能健康。若常常熬夜，则血不能归肝，阳气不能回归身体。久而久之，阳气就外散，不能与阴气相合，这样人就会失眠。

　　所以说熬夜是失眠的罪魁祸首，是一种不良的生活习惯。

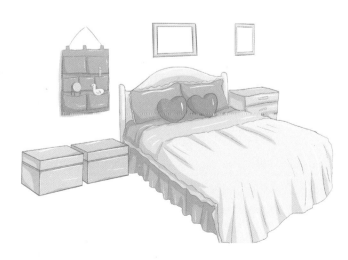

小偏方

桂圆莲子粥

莲子30克，桂圆肉20克，大米100克；将莲子捣碎后加入桂圆一同煮粥，睡前两小时服食，有安神助眠作用。

百合红枣粥

红枣20枚，百合20克，大米50克，绿豆50克；用上述食材一同煮粥，早、晚服食，一日两次。

酸枣仁粥

粳米100克，酸枣仁末15克；先将粳米煮熟，然后把酸枣仁末放入粥中再煮5分钟即可。

❀ 偏方其实不神秘

桂圆肉具有补益心脾、养血安神的作用，而莲子有补脾、养心、益肾的作用。

百合具有清热养阴、润肺安神功效，是治疗神经衰弱的常用药食。红枣养血健脾，绿豆清热除烦，二者对治疗失眠有所助益。酸枣仁粥有养心安神、宁心止汗的作用，适合失眠、心烦、体虚多汗者食用。

此外，中医还积累了其他一些非常实用的助眠疗法，操作也很简单。助眠操：平躺在床上，两腿伸直，脚后跟贴住床，两脚尖尽量翘起，使脚掌和小腿呈90度；两胳膊伸直，手掌放在身体两侧；保持该姿势，静止10分钟左右便会产生倦意。如果效果不佳，5分钟后再做1次，一般做两次便能入睡。药枕助眠：合欢花60克，夜交藤200克，柏子仁、枣仁、五味子各25克碾成末；用纱布缝成枕芯袋，将碾好的药材放入其中制成枕芯，再外套枕套即可。药枕通过药物对人体产生药效，可舒缓神经，放松情绪。

争吵过后吃什么可消气

"气都气饱了，还吃什么饭啊？"有人在生气的时候什么都不想吃。既然吃不下东西，不妨喝杯茶，冷静之后就会生出吃东西的想法。

如果此时为自己泡上一杯热茶，静静地等待水的沸腾，将全部的精力都集中在这上面，就会慢慢地忘记那些让自己生气的事情。如果临睡前和某人大吵一架，可以喝上一杯温热的牛奶，它为你提供能量的同时也能帮你入眠。

小偏方

消气方

取适量陈皮泡水，代茶饮用，可消气顺气。

🌸 偏方其实不神秘

陈皮有理气解郁，开胸化痰之功，可消气顺气，治疗因生气引发的胸闷、胸痛之症。金橘可理气解郁，化痰醒酒，主治胸闷郁结、食滞纳呆、醉酒等。

此外，各种花茶的芳香之气也可以帮助消气，如玫瑰花茶的醇香、薰衣草茶的浓香、洋甘菊茶的清香均能缓解不良情绪，放松身心。

下面再为大家介绍几种能够助人消气的食物：

香蕉

香蕉含有的特殊物质能够使人体产生血清素，刺激脑细胞，让人兴奋快乐，因此又有"快乐水果"之称。此外，香蕉富含钾离子，能够预防中风、高血压，保护心脑血管。

山楂

山楂具有顺气降脂、化食消积之功，对于气滞血瘀导致的胸腹胀痛和因生气引发的心律不齐、心绞痛等均有疗效。

莲藕

藕可活血化瘀，理气开胃，是顺气佳品。

萝卜

萝卜味辛甘、性寒，入肺经、胃经；能消积化瘀，理气宽中，清热解毒；青萝卜疗效最好，红皮白心者次之，胡萝卜没有效果。

第六章

小病小痛速疗方，

生活烦恼一扫光

食疗加按摩对付耳鸣

我有一个朋友，她女儿今年正念高三，平时学习比较紧张，每天的睡眠时间也就6个小时。女儿常常诉苦，抱怨压力太大，人太累了。有一天，这位朋友突然带她女儿来找我。原来，她女儿上课的时候突然感觉耳朵轰隆隆响，这种症状持续了半个小时，后来就消失了。可是到晚上睡觉的时候，讨厌的轰隆声又响起了，居然响了一个晚上。

❀ 耳鸣有原因

耳鸣的原因主要有两种：一种是实邪蒙蔽清窍，这类实邪包括外邪、肝火、痰火、瘀血等；另一种是脏腑虚损，清窍失养，主要是脾虚和肾虚所导致的。

我判断朋友的女儿是肝火上攻引起的耳鸣。因为肾虚耳鸣一般出现在老年人身上，年轻人一般身体都比较强壮，因为虚损引起的耳鸣较少；据小女孩自己描述，耳鸣之前一段时间，她口腔溃疡比较严重，还得过中耳炎；而且学习紧张，压力较大，容易使肝火郁结，导致耳鸣。

小偏方

葱花炒木耳

将干木耳泡开，小葱洗净，切成葱花；木耳、葱花一同入锅翻炒，佐餐食用。此方对轻度耳鸣有效，忌食辛辣之品，如花椒、咖喱、韭菜等。

偏方其实不神秘

木耳味甘、性平，具有益气强身、滋肾养胃、活血化瘀等功效。它因生长于腐木之上，其形似人耳，故名木耳。中医有"取类比象"之说，故食用木耳有助于改善耳部症状。葱花则具有解郁通阳之效，可通耳窍、驱耳鸣。

除了食疗的方法，还可以通过按摩来辅助治疗耳鸣。

点按翳风穴

翳风穴很好找，将耳垂紧贴后脑，耳垂部位所对的凹陷处就是翳风穴。先用大拇指指尖按住翳风穴，其他四指分散地放在耳朵上方起支撑作用；然后用拇指用力点按翳风穴，力度以有酸胀感为宜。这种按摩手法不仅可以通耳窍、除耳鸣，还能养睛明目，改善眼部疲劳。

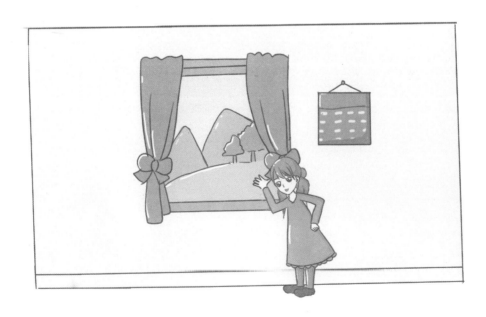

漱口水巧治口臭

医院诊室里经常会遇到因为口臭的烦扰而来看病的患者。郑女士是一名职场女性，今年30多岁，从事销售工作。这种工作需要和客户打交道，但是最近她觉察到有些客人因为她的口臭而故意疏远她。她也不敢近距离和同事交谈，因为害怕被别人笑话。

为了减轻口臭，她每天早晚都会很仔细地刷牙，每顿饭吃完之后都会认真地漱口，没事时还会咀嚼口香糖。但是这些方法起不了太大的作用。没办法，郑女士只好来医院咨询。我让她张开嘴巴，发现她舌苔黄且厚，这说明郑女士胃部有积热。

🌸 口臭的原因

引起口臭的第一个原因是胃热和消化不良。现代人因为工作繁忙，导致一日三餐无规律，时间久了，胃的消化功能就会减弱。同时，现代人由于工作压力大，精神紧张，极容易肝郁化火，肝木克伐脾土，从而引起胃热和口臭。

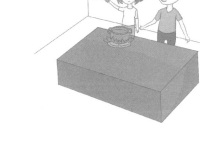

引起口臭的另一个原因，就是胃部感染了幽门螺旋杆菌。这种病菌会降低胃肠道的消化功能，使食物不能被充分消化，从而产生讨厌的口腔气味。

从中医角度来说，要想根治口臭，就必须解肝郁，调脾胃，清胃热。

小偏方

香薷漱口水

取香薷 30 克煮水，热含冷吐，1 日多次，主治口臭。

白萝卜汁

白萝卜榨汁，加入开水饮用，1 日多次。

❀ 偏方其实不神秘

《本草蒙筌》记载，香薷"去口臭，有拨浊回清之妙"。《食物本草》记载，香薷含汁嗽口，去臭气。

白萝卜不仅能够清胃热，而且可以顺气通便，是便宜又实用的家常良药。

实用小偏方帮你远离痔疮

俗话说十人九痔，在中国，痔疮的发病率很高。普查资料显示，女性痔疮的发病率高达 67% 左右，发病年龄在 20 ~ 40 岁，痔疮症状会随着年龄的增加而加重。

我的一个朋友得了痔疮，去医院动了手术。因为她工作太忙，没有时间休息，做完手术就去上班，结果痛得晕了过去。

由此可见，得了痔疮要及时治疗，如果是轻症，是可以通过调理而痊愈的。

❀ 痔疮的病因

痔疮的发病原因很多，久坐、久站、劳累过度，或身体长期保持同一种姿势，均会影响下肢血液循环，使痔静脉过度充盈、曲张，从而引起痔疮。

另外，如果人经常不运动，大肠蠕动减慢，功能减弱，会使大便排出不畅，久而久之则形成便秘。堆积的粪便压迫痔静脉，使其内压升高，从而引起痔疮。

小偏方

槐花糯米粥

干槐花 10 克，糯米 50 克；将二者洗干净后放进锅中，加水煮成粥，加入适量白糖调味服食，每日两次。

双金散

将黄连、郁金各等分，研为细末，用蜜水调敷于痔头上；调敷前将肛门洗净，每日多次。

❀ 偏方其实不神秘

　　槐花有止血凉血功效，对便血、痔疮有很好的治疗作用；糯米味甘、性平，能温暖脾胃、补中益气，还有开胃的功效。痔疮病人如果被病痛折磨，食欲不佳，吃这款药粥是很有好处的。

　　黄连味苦、性寒，归心、肝、胃、大肠经，具有清热泻火、燥湿解毒的功效；同时，郁金具有活血化瘀、清心凉血、疏肝利胆的功效。二者合用，对于痔疮有很好的疗效。

　　食疗的同时，如果能够辅之以外用方和简单的按摩方法，那么就可以加快痔疮的恢复。在人体尾骨尖端与肛门连线的中点处，有一个长强穴。对其进行按摩，可治疗痔疮、脱肛、便秘、腰痛等症。按摩的时候，患者可以取俯卧位，双脚稍稍分开，双手交替按揉此穴，每次按揉4分钟，每日两次。长期坚持按摩，对痔疮有根治作用。

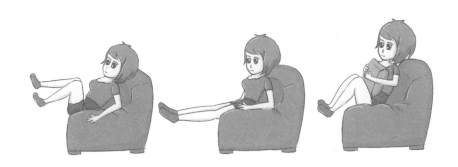

偏方治腋臭，让你变快乐

我有一位女性朋友，人长得挺漂亮的，可是因为有腋臭的毛病，所以对象不大好找。平时出门坐公交车，她也能觉察到别人对她刻意躲闪。

腋臭有缘由

人体汗腺分为小汗腺和大汗腺，而腋臭是大汗腺分泌的油脂和蛋白质被细菌分解后形成的。腋臭患者大汗腺的分泌异常活跃。因此，想消除腋臭，就必须抑制汗腺分泌。

经常洗澡，清洁腋下，可以在一定程度上减轻腋臭。

腋臭可以通过手术治疗，其方法是切除整个大汗腺。但如果大汗腺不能被彻底切除，还是会产生腋臭。因此，中医推荐一些比较安全的治疗方法，供患者试用。

小偏方

粗盐热敷

将粗盐100克放入锅中炒热，然后将其装入布袋中；用装有热盐的布袋摩擦腋窝，每次5分钟，每日1~2次，连续使用5天，会有一定疗效。

冰片外敷方

将花椒、胡椒各50粒研成细末，再加入冰片10克，用医用酒精调匀，涂抹患处，盖上纱布，用胶布固定；每日换1次药，连用15天。

✿ 偏方其实不神秘

从中医角度来说，腋臭是由于湿热秽浊之气熏蒸皮肤而引起的。粗盐热敷之法可以化解腋窝处的湿热浊气，从而起到消除异味的作用。

对健康人来说，热敷腋窝可以改善机体血液循环，调节心肺功能，增大肺活量，提高呼吸机能。

胡椒可以促进血液循环，加快腋窝处新陈代谢，从而清除异味。花椒则有除湿止痒、杀虫解毒的功效。

此外，中医还有一个治疗腋臭的简便方法，那就是用艾条对腋窝进行熏灸，长期坚持也可以起到清除异味的效果。

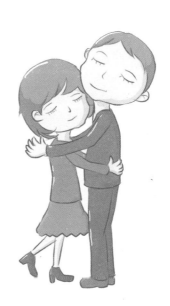

老寒腿，足浴偏方效果好

我们小区有一位大妈是从东北过来的，我注意到每当天气变冷，她出门都要拄上拐杖。后来我才知道她患有老寒腿，医学上称之为膝关节炎。每当天气寒冷或潮湿，她的膝关节就会酸麻疼痛。这种病一患上就不容易好，给患者带来巨大的痛苦。

如果年轻人在寒冷季节不注意保暖，导致寒邪入侵关节，也容易患上老寒腿。

老寒腿哪里来

常年居住在潮湿阴冷之地的人群容易患上这种疾病。另外，关节先天发育不良、关节外伤、类风湿疾病等原因也容易使膝关节退化，导致寒邪入侵，引发疼痛。

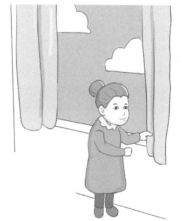

小偏方

艾叶水泡脚

俗话说"百病从寒起，寒从脚下生"，脚部有众多穴位，这些穴位对应着人体的五脏六腑。用艾叶煮水泡脚能促进全身的血液循环，祛除寒湿，从而治疗老寒腿。

小偏方

花椒水泡脚

取50克花椒用纱布包煎，水沸时将花椒袋捞起，花椒水倒入洗脚盆；双脚放在其上熏蒸，然后泡脚，以浑身微微出汗为度；注意保暖，防止受凉。

❀ 偏方其实不神秘

艾叶煮水泡脚有很好的驱寒作用。热力能透过脚部穴位，循经到达膝关节部位，从而有效缓解关节疼痛。

花椒性热，能祛寒湿，暖脏腑，通经络；用花椒水泡脚可以有效改善老寒腿症状。

健忘不用愁，试试黑豆薏米粥

我有一位朋友，在一家外贸企业上班。前不久我们聊天的时候，她向我诉苦，说自己才30多岁的年纪，却变得越来越健忘了。领导刚刚吩咐过的事情，不一会儿她就想不起来了。要不就是记不住细节，工作方面总是出错。因为健忘，她工作效率很低，和上级之间产生了一些摩擦。在生活方面，她也是丢三落四，经常忘记东西放在哪里了。

❋ 健忘与肾虚有关

工作、生活、学习压力过大会导致用脑过度，脑力不足，进而引起健忘。中医认为脑为髓之海，肾主骨生髓；肾虚则髓不实，故而易产生神经衰弱、失眠、健忘、耳聋、耳鸣、眼花、头晕等症状。从中医角度来解释，健忘通常与肾虚有关。现代人常常因为脑力和体力过度透支，容易出现肾虚的问题。

小偏方

黑豆薏米粥

将黑豆、薏米、黑米洗净，加清水浸泡半天，将泡好的黑豆、薏米和黑米一同置于锅中，加入洗净的黑芝麻、百合、核桃仁，以武火煮开，再用文火慢熬60分钟；待豆子和米都烂熟时即可出锅。

食粥的时候可以拌入一些红糖、白糖或冰糖，核桃仁可以用花生代替。这款药粥营养丰富，常吃有补肾之功。

❀ 偏方其实不神秘

中医认为黑色食物入肾，黑豆、黑米、黑芝麻色黑入肾，补肾强身。黑豆、黑芝麻、核桃能补肾健脑：黑豆其卵磷脂含量高，卵磷脂是生成脑神经的主要成分，而黑豆所含钙、磷、铁等矿物质也有防止大脑老化、健脑益智的作用；黑芝麻有健脑益智、延年益寿的功效，其所含铁和维生素 E 是预防贫血、活化脑细胞的重要成分，有助于健脑益智；核桃富含不饱和脂肪酸，是健脑益智佳品。另外，百合能养心安神；薏米能健脾利湿，补中有泄，促进营养吸收。

肾虚健忘的朋友还可以适当多吃木耳、桑葚、芡实、栗子、山药、枸杞子、莲子、松子等食物，同时应该保证充足的睡眠，这样记忆力自然就会增强。

现代社会，肾虚不再是老年人的专利，很多年轻人也有肾虚症状。所以有必要从年轻时候开始补肾，肾不虚则脑必健。

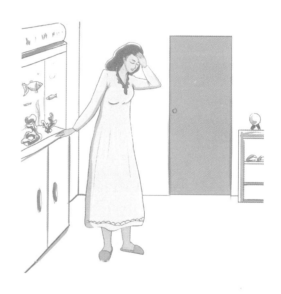

图书在版编目（CIP）数据

消除女性烦恼速效方 / 孟宏，王竹风主编 . — 青岛：青岛出版社，2017.2
ISBN 978-7-5552-3042-7

Ⅰ . ①消⋯ Ⅱ . ①孟⋯ ②王⋯ Ⅲ . ①女性 – 常见病 – 土方 – 汇编 Ⅳ . ① R289.2

中国版本图书馆 CIP 数据核字（2016）第 177163 号

书　　名	消除女性烦恼速效方	
主　　编	孟　宏　王竹风	
出版发行	青岛出版社	
社　　址	青岛市海尔路 182 号（266061）	
本社网址	http：//www.qdpub.com	
邮购电话	13335059110　0532-85814750（传真）　0532-68068026	
责任编辑	徐　瑛　Email：546984606@qq.com	
特约审校	晟　铭　万家祯	
责任装帧	姜岩利	
制　　版	青岛乐喜力科技发展有限公司	
印　　刷	青岛新华印刷有限公司	
出版日期	2017 年 7 月第 1 版　2017 年 7 月第 1 次印刷	
开　　本	16 开（700mm×1000mm）	
印　　张	8.75	
字　　数	120 千	
图　　数	53 幅	
印　　数	1-7000	
书　　号	ISBN 978-7-5552-3042-7	
定　　价	35.00 元	

编校印装质量、盗版监督服务电话：4006532017　0532-68068638